Medizintechnik in Krankenhaus und Praxis 4

Medizintechnik in Krankenhaus und Praxis 4
herausgegeben von
Bernhard Motzkus und Manfred Wolf

Röntgen-Generatoren

von
Ingrid Maßwig, Rolf A. Krause und Manfred Wolf

Walter de Gruyter
Berlin · New York 1986

Rolf A. Krause, Med. Physiker
Abteilung Medizinische Physik
Rudolf-Virchow-Krankenhaus
Augustenburger Platz 1
1000 Berlin 65

Ingrid Maßwig, Dipl.-Ing.
Manfred Wolf, Dipl.-Ing.
GSD Gesellschaft für Systemforschung und Dienstleistungen
im Gesundheitswesen mbH
Facheinheit Technisches Krankenhausservice- und Beratungsinstitut (tkb)
Stauffenbergstraße 11-13
1000 Berlin 30

Die GSD ist eine gemeinnützige Eigengesellschaft des Landes Berlin.
Aufsichtsratsvorsitzender: SenDir a.D. Gerhard Naulin
Geschäftsführer: Dipl.-Kfm. Hansjürgen Meyer

Redaktion: M. Bark, U. Silz, M. Wolf
Grafiken und Layout: S. Grunenberg, M. Ley, L.-O. Walter

Für die fachliche Beratung, Unterstützung und Mitarbeit bedanken wir uns bei: Dr. med. G. Brill (Homburg/Saar), Prof. Dr. med. R. Felix (Ärztlicher Direktor der Radiologischen Klinik, Klinikum Charlottenburg, Berlin), Prof. Dr.-Ing. D. Frost (Leiter der Abt. Medizinische Physik, Rudolf-Virchow-Krankenhaus, Berlin), Dipl.-Betriebswirt R. Kewitz (Koordinator des medizintechnischen Geräteservice, Rudolf-Virchow-Krankenhaus, Berlin), Dr. med. J. Scheer (Berlin), Dr. med. R. Schmiedel (Senator für Gesundheit und Soziales, Berlin), Dipl.-Ing. F. Walter (Senator für Bau- und Wohnungswesen, Berlin) sowie den Geräteherstellern und ihren Vertriebsfirmen.

Redaktionsschluß der Geräteinformationen: Mai 1985

CIP-Kurztitelaufnahme der Deutschen Bibliothek

Maßwig, Ingrid:
Röntgen-Generatoren / von Ingrid Maßwig, Rolf A. Krause u. Manfred Wolf. –
Berlin ; New York : de Gruyter, 1986.

(Medizintechnik in Krankenhaus und Praxis ; 4)
ISBN 3-11-010250-1

NE: Krause, Rolf A.:; Wolf, Manfred:; GT

Satz: Fotosatz Gleißberg & Wittstock, Berlin
Druck: Karl Gerike GmbH, Berlin
Bindung: D. Mikolai, Berlin
Umschlaggestaltung: R. Hübler/L.-O. Walter, Berlin

Vorwort

Der vorliegende Band 4 der Schriftenreihe "Medizintechnik in Krankenhaus und Praxis" bietet eine vergleichende Übersicht der auf dem deutschen Markt angebotenen Generatoren für den stationären Einsatz.

Die vorgestellten Entscheidungshilfen und technisch-physikalischen Kenndaten, Hinweise zum Strahlenschutz, zum sicheren Einsatz der Geräte sowie das Inspektionskonzept wurden auf der Grundlage eines in den letzten Jahren dank der Förderung des Bundesministers für Forschung und Technologie erfolgreich erprobten Arbeitskonzeptes gemeinsam von Ärzten verschiedener Fachrichtungen, Physikern, Ingenieuren, Kaufleuten, Krankenhausfachleuten und medizinisch-technischen Röntgenassistentinnen entwickelt. Die systematische Darstellung entscheidungsrelevanter Zusammenhänge auf der Grundlage eines im interdisziplinären Dialog erstellten Profils von technisch-physikalischen Kennwerten (Standard-Produktinformation) erleichtert jedem Krankenhaus eine zweckmäßige und wirtschaftliche Ausstattung des Röntgen-Arbeitsplatzes.

Um der Komplexität der Röntgen-Arbeitsplätze und dem umfangreichen Marktangebot gerecht zu werden, sind die folgenden Marktübersichten erschienen bzw. geplant:

- Fahrbare Röntgen-Aufnahmegeräte (Bd. 2)
- Röntgengeneratoren (Bd. 4)
- Röntgenstrahler (in Berarbeitung)
- Fahrbare und chirurgische Röntgen-Durchleuchtungsgeräte (in Bearbeitung)

Da in der Röntgendiagnostik Marktübersichten und Gerätevergleiche nur einen Teil des Informationsbedarfs bei der Auswahl der zweckmäßigen Anlagenkonfiguration abdecken, erarbeitet das tkb derzeit einen Übersichtsband zur Ausstattungsplanung von Röntgenabteilungen, der demnächst veröffentlicht wird.

Wie groß der Bedarf an Entscheidungshilfen für eine ökonomische Auswahl medizintechnischer Geräte ist, wurde durch eine vom Bundesminister für Arbeit und Sozialordnung finanzierte Umfrage im Herbst 1983 nachdrücklich belegt. Die breite Zustimmung zum gewählten arbeitsmethodischen Ansatz und zum Konzept der Schriftenreihe hat uns bestärkt, den eingeschlagenen Weg fortzusetzen, indem weitere Systemvergleiche veröffentlicht und vorhandene aktualisiert werden.

Einem vielfach vorgetragenen Wunsch entsprechend, sind die Marktübersichten um Einzelbeschreibungen und Abbildungen der Bedienpulte erweitert worden.

Die Geräte- und Systemvergleiche, die mit Unterstützung des Verlages Walter de Gruyter in der Schriftenreihe "Medizintechnik in Krankenhaus und Praxis" veröffentlicht werden, sollen in erster Linie eine Hilfe für Investitionsentscheidungen im Krankenhaus sein. Die Schriftenreihe kann diese Entscheidungen aber weder standardisieren noch ersetzen, da in jedem Fall die Besonderheiten der jeweiligen Einsatzsituation berücksichtigt werden müssen, sie soll vielmehr einen Dialog zwischen allen am Entscheidungsprozeß Beteiligten ermöglichen.

Darüber hinaus ist die Veröffentlichung radiologischer Geräte- und Systemvergleiche für niedergelassene Radiologen von besonderem Interesse, da aufgrund der Richtlinien der Kassenärztlichen Bundesvereinigung langfristig die Anschaffung neuer Geräte ansteht (vgl. Anhang III).

Die Angaben der Gerätedaten, -beschreibungen und der Marktübersicht geben die von den Herstellern überprüften Werte ohne Gewähr an. Um laufende Änderungen des Marktangebots und Erfahrungen der klinischen Routine zu berücksichtigen, bedarf es einer ständigen Fortschreibung der Schriftenreihe; eine aktualisierte Neuauflage der Berichte ist also zu gegebener Zeit erforderlich. Daher sind wir dankbar, wenn wir in unserer Arbeit durch Ergänzungen und Anregungen unterstützt werden. Das beiliegende Formblatt bietet außerdem die Möglichkeit, aktualisierte Marktinformationen zum Geräteangebot der Medizintechnik einzuholen und Informationswünsche mitzuteilen, die je nach Art und Umfang vom tkb bearbeitet werden.

Berlin, November 1985

Die Herausgeber

Inhaltsübersicht

1
Funktion und Auswahlkriterien

1.1 Einsatz und Aufbau

Jede Röntgenanlage besteht im Grundsatz aus folgenden Systemelementen (Abb. 1.1):

- Anwendungsgerät (Untersuchungstisch, Stativ, usw.) zur Lagerung des Patienten
- Bildwandler, um das Röntgenschattenbild in ein sichtbares Bild umzuwandeln (z. B. Aufnahmekassette mit Röntgenfilm, Röntgenbildverstärker)
- Röntgenstrahler zur Erzeugung der Röntgenstrahlen
- Röntgengenerator zur Bereitstellung der erforderlichen Betriebsspannungen, Aufnahmeströme incl. der erforderlichen Regeleinrichtungen für die vorgenannten Komponenten

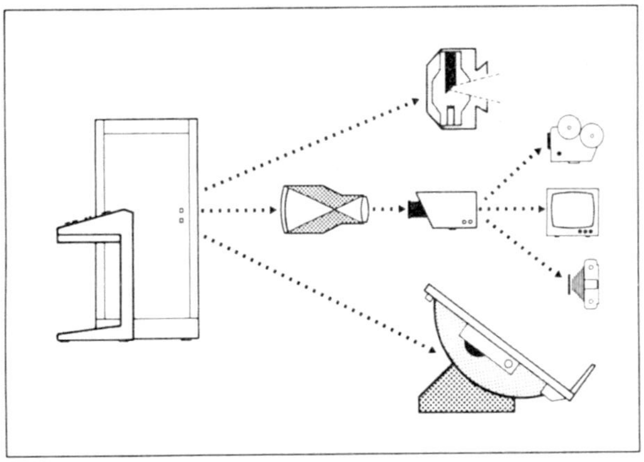

Abb. 1.1 Systemelemente einer Röntgenanlage

Die Hauptaufgabe eines Röntgengenerators ist die Erzeugung einer gleichgerichteten Hochspannung (60–150 kV). Da aus den Netzen in der Regel 380 V Drehstrom zur Verfügung stehen, wird die Netzspannung durch den Generator auf die benötigte Hochspannung hochtransformiert. Spannungsform, Leistung und Regeleinrichtungen bzw. -automatiken bilden die wichtigsten Unterscheidungsmerkmale der Generatoren.

Die Anforderungen an den Generator richten sich nach dem jeweiligen Röntgenarbeitsplatz. Der Röntgenarbeitsplatz wird durch die Aufnahmetechniken und die zu untersuchenden Organe bestimmt. Es ist deshalb wichtig zu wissen, welche Leistungen an welchem Arbeitsplatz erbracht werden müssen bzw. welche Untersuchungsart die höchsten Anforderungen an die Leistungsfähigkeit des Generators stellt. Bei der Auswahl sind daher folgende Aspekte zu berücksichtigen:

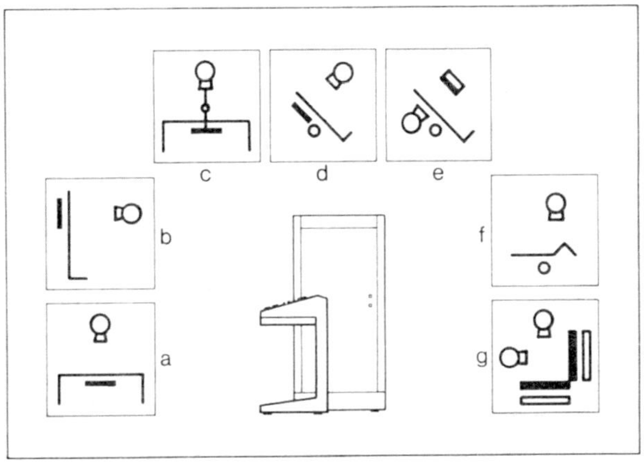

Abb. 1.2 ***Röntgen-Arbeitsplätze***
a Waagerechtes Aufnahmegerät
b Rasterwandgerät
c Schichtgerät
d Kipptisch mit Obertischröhre (Fernsteuergerät)
e Kipptisch mit Untertischröhre (Zielgerät)
f Urologie-Arbeitsplatz
g Zweiebenen-Betrieb (Blattfilmwechsler)

- Zahl der zu betreibenden Arbeitsplätze bzw. erforderliche Anschlußmöglichkeiten (Abb. 1.2)
- Art der zu diagnostizierenden Körperteile (Organe)
- Art der anzufertigenden Aufnahmen (Serien- oder Einmalaufnahmen)
- Untersuchungsfrequenz

Die gegenwärtig auf dem deutschen Markt angebotenen Generatoren ermöglichen es in der Regel, mindestens zwei, durch entsprechende Optionen bis zu vier Röntgenarbeitsplätze durch einen Generator zu betreiben. Dabei bestimmt der Arbeitsplatz mit den höchsten Leistungsanforderungen die Auslegung des Generators. Gleichzeitig ist zu beachten, daß Durchleuchtungsarbeitsplätze nicht mit Aufnahmearbeitsplätzen kombiniert werden sollten. Allenfalls für den Zwei-Ebenen-Betrieb (Röntgenaufnahmen mit zwei Strahlern aus unterschiedlichen Positionen) ist der kombinierte Durchleuchtungs- und Aufnahmebetrieb über einen Generator möglich.

Die Festlegung der erforderlichen Leistungscharakteristik des Generators ergibt sich aus den Röntgen-Aufnahmeparametern der auf dem jeweiligen Arbeitsplatz durchzuführenden Untersuchungen. Die Untersuchungen lassen sich einteilen in:

- Röntgen-Routineuntersuchungen (Magen/Darm, Thorax, Wirbelsäule, Schädel, urologische Untersuchungen, Schichtaufnahmen)
- Gefäßdarstellungen, Serienaufnahmen, Röntgenkinematographie, Digitale Subtraktionsangiographie
- Angiokardiographie

Die Angiokardiographie, d. h. die Darstellung von Herzbinnenräumen und Herzgefäßen, stellt die höchsten Anforderungen an die Leistungsfähigkeit eines Generators. Sie fordert extrem kurze Belichtungszeiten, um trotz der Eigenbewegung des Herzens und der Strömungsgeschwindigkeit des Blutes eine unscharfe Darstellung der Gefäßbereiche zu verhindern, die das Erstellen einer genauen Diagnose erschweren würde. Daher empfiehlt es sich für diesen Einsatzbereich, Generatoren mit einer Leistungsfähigkeit über 100 kW einzusetzen.

Für die Darstellung der übrigen Gefäße sowie für Serienaufnahmen und für die Digitale Subtraktionsangiographie (DSA) sollten Generatoren mit einer Leistungsfähigkeit um 100 kW zum Einsatz kommen. Kurze Belichtungszeiten zur Vermeidung von Bewegungsunschärfen durch das strömende Blut in Verbindung mit der Belastbarkeit der Röntgenröhre bestimmen diese Leistungsanforderung.

Für alle Röntgen-Routineuntersuchungen ist aus folgender Tabelle ersichtlich, daß die Lungenaufnahme die höchsten Anforderungen an die Leistung des Generators stellt, weil zur Vermeidung von Bewegungsunschärfen eine kurze Belichtungszeit bei hoher Spannung notwendig ist. Eine kurze Zeit erfordert jedoch einen hohen Strom, um die benötigte Dosis zur Filmschwärzung zu erzeugen. Da das Produkt aus Spannung und Strom aber die Leistung des Generators definiert, wird seine Leistungsfähigkeit auch über den Zusammenhang von Zeit und Strom bestimmt. Nach Aussage erfahrener Radiologen erfüllt ein 50kW-Generator in Zwölfpuls- oder Mittelfrequenztechnik (vgl. Kap. 3) die medizinischen Anforderungen, die an Lungenaufnahmen gestellt werden. Damit ist er in der Regel für alle Zwecke der Röntgen-Routineuntersuchungen ausreichend; Belichtungszeiten von 20 ms werden beispielsweise eingehalten.[1] Sofern bei bestimmten Krankheitsbildern der Lunge Belichtungszeiten unter 20 ms erforderlich sind, kann es zweckmäßig sein, 80kW-Generatoren einzusetzen.[2] Gleiches gilt für den Fall, daß aus untersuchungstechnischen Gründen eine Röhre mit einer Belastbarkeit von 80 kW erforderlich ist. Da Generator und Röhre aber stets zueinander abgestimmt ausgesucht werden sollten, ist die Generatorleistung letztlich erst nach Auswahl der erforderlichen Röhre festzulegen.[3]

Ein 30kW-Generator sollte nur dort zum Einsatz kommen, wo ausschließlich Knochenaufnahmen der Extremitäten angefertigt werden; bevorzugtes Einsatzgebiet ist daher die teilradiologische Praxis.

Leistungsanforderungen der Röntgen-Untersuchungsbereiche

Leistung (kW)	Einsatz
30	Extremitäten und Durchleuchtung im OP
50	Röntgen-Routineuntersuchungen: Magen, Darm, Thorax, Wirbelsäule, Schädel, Urologie, Schichtaufnahmen
80	Untersuchungsfrequenz, Wärmespeicherfähigkeit, optische Röhrenbelastung, Lungenaufnahmen > 20 ms
100	Gefäße, Angiographie, Serienaufnahmen, Röntgenkinematographie
> 100	Angiokardiographie

Spannungsform

Die Übersicht des Marktangebotes verdeutlicht, daß die erzielbare Leistung eines Generators auch mit der jeweiligen Spannungsform zusammenhängt (vgl. Kap. 3):

- Sechspuls-Generatoren bis 80 kW
- Zwölfpuls-Generatoren bis 125 kW
- Mittelfrequenz-Generatoren bis 100 kW
- Gleichspannungs-Generatoren bis 225 kW

Sechspuls-Generatoren können aufgrund ihrer großen Welligkeit (vgl. Kap. 3) für den Einsatz im Krankenhaus nur bedingt empfohlen werden.

Die derzeit auf dem Markt angebotenen Zwölfpuls-Generatoren sind trotz größeren Gewichts und größerer

Röntgen-Aufnahmeparameter

	Lunge	Skelett	Schädel	Nasennebenhöhlen	Wirbelsäule	Gallenblase	Magen	Colon	Harnsystem	Mammographie	Herz
FFA *	70–185	105–115	105–150	115–150	115–150	115	60–115	70–115	115–150	35–60	115–200
kV	60–150	42–90	70–85	65–75	60–90	60–80	100	100	65–80	25–40	60–150
s	<0,02–0,04	***	≦0,5	≦0,5	0,6–3,2	0,1	0,2	<0,2–0,4	<0,4	<1	–
mAs **	4–35	3–100	25–80	80	50–125	50–100	15–30	20–50	50–100	–	4–7

* Fokus-Film-Abstand in cm ** abhängig von Film-Folien-Kombination, kV, Streustrahlenraster, Objektdicke und Abstand *** abhängig vom Körperteil

Marktangebot nach Leistung und Bauart

Leistung (kW)	30	40	50	54	60	65	70	75	80	90	94	100	113	120	123	125	160	200	225	gesamt
Sechspuls	2	–	5	1	–	1	–	1	–	–	–	–	–	–	–	–	–	–	–	**10**
Zwölfpuls	1	1	10	–	–	–	2	–	11	1	1	12	1	1	1	2	–	–	–	**44**
Mittelfrequenz	3	–	4	–	1	–	–	–	4	–	–	2	–	–	–	–	–	–	–	**14**
Gleichspannung	–	–	–	–	–	–	–	–	–	–	–	2	–	–	–	–	1	1	1	**5**
gesamt	**6**	**1**	**19**	**1**	**1**	**1**	**2**	**1**	**15**	**1**	**1**	**16**	**1**	**1**	**1**	**2**	**1**	**1**	**1**	**73**

Abmessungen bei gleicher Leistung bezüglich der Bildqualität am zweckmäßigsten (geringere Welligkeit). Solange sie außerdem preisgünstiger angeboten werden als die neueren Mittelfrequenz-Generatoren, sollten sie diesen deshalb vorgezogen werden.

Gleichspannungs-Generatoren werden nur für Leistungen über 100 kW angeboten und finden ihr Anwendungsgebiet daher in der Angiokardiographie.

1.2 Ausstattung und Bauart

Ist die Frage der erforderlichen Leistungsfähigkeit und Spannungsform des Generators geklärt, stellt sich das Problem, aus der Vielzahl der angebotenen Generatoren innerhalb der Leistungsklassen denjenigen auszuwählen, der für den Einsatzzweck das optimale Preis/Leistungs-Verhältnis bietet.

Die in der folgenden Marktübersicht ausgwiesenen Preise sind als Richtpreise jeweils für die Grundausstattung und den maximalen Ausstattungesumfang des Generators, d. h. incl. aller ausgewiesenen Optionen zu verstehen. Unterschiede in den einzelnen Leistungsklassen sind daher hinsichtlich der Ausstattung und Bauart (Modul- oder Kompaktsystem) zu prüfen. Bei der Kostenkalkulation der kompletten Röntgenanlage ist zu beachten, daß die Kosten beispielsweise für weitere Bedienpulte nicht in den Richtpreisen enthalten sind.

Ausstattung

Die Kassenärztliche Vereinigung schreibt Mindestausstattungen der Generatoren vor.[4] Diese Anforderungen erfüllen alle auf dem deutschen Markt angebotenen Generatoren. Zusätzlich wird eine Vielzahl von Ausstattungsmöglichkeiten angeboten, so z. B.:

- Organautomatik
- EDV-Anschluß
- elektronischer Drucker

Die Organautomatik erleichtert die Wahl der Aufnahmeparameter. Sie entspricht dem derzeitigen Standard der Technik und gehört zur Ausstattung fast aller Generatoren. Die Programmanzahl sollte auf das jeweils benötigte Minimum beschränkt bleiben, um eine unnötige Verteuerung der Generatoren zu vermeiden.

Zur Dokumentation von Aufnahmeparametern und zur computermäßigen Erfassung von Meßwerten für eine systematische Qualitätskontrolle verfügen einige Systeme über einen EDV-Anschluß. Eine derartige Schnittstelle erscheint nur dann sinnvoll, wenn das Krankenhaus über eine große Zahl von Röntgenarbeitsplätzen verfügt, die alle von demselben Hersteller sind. Anderenfalls sollte auf diese Zusatzausstattung verzichtet werden, da jede Firma andere Schnittstellen verwendet und man so verschiedene EDV-Systeme gleichzeitig miteinander betreiben bzw. versuchen müßte, einheitliche Schnittstellen selbst zu entwickeln.

Ein elektronischer Drucker ermöglicht die Protokollierung notwendiger Daten einer Röntgenaufnahme. Prinzipiell kann dies aber auch weiterhin von einer MTR durchgeführt werden.

Preisspannen

Leistung (kW)	Sechspuls	Zwölfpuls	Mittelfrequenz	Gleichspannung	Preis (DM)
30	42 970 – 69 560	85 000 – 175 000	81 000 – 204 760	–	42 970 – 204 760
50	44 970 – 73 130	74 275 – 284 000	110 000 – 341 512	–	44 970 – 341 512
80	–	95 800 – 344 000	151 000 – 377 112	–	95 800 – 377 112
100	–	129 000 – 366 000	170 550 – 400 912	370 000 – 392 000	129 000 – 400 912
– 225 *	–	–	–	332 115 – 930 121	332 115 – 930 121
Preis (DM)	**42 970 – 73 130**	**74 275 – 366 000**	**81 000 – 400 992**	**370 000 – 930 121**	**42 970 – 930 121**

* Angiographie-Generatoren

Bauart

Zu unterscheiden sind Kompakt- und Modulsysteme. Innerhalb der letzten Jahre hat sich durch den Einsatz der Mikroprozessoren ein Wandel im Aufbau der Generatoren vollzogen. Mikroprozessoren werden heute in fast jedem Generator verwendet. Viele Hersteller haben sich die Technik aber noch auf andere Weise zunutze gemacht. Die Mikroprozessortechnik ermöglicht, den Generator in einzelne Modulbausteine zu zerlegen, so daß für die spezifischen Anforderungen von Krankenhäusern und niedergelassenden Radiologen ein spezielles Paket zusammengestellt werden kann. Der Vorteil dieser Bauweise liegt in der relativ einfachen Nach- bzw. Umrüstbarkeit insbesondere bei Spezialarbeitsplätzen sowie in der Servicefreundlichkeit der Modulbauweise.

Der Nachteil liegt meist im Preis dieser Systeme. Die auf dem Markt befindlichen preisgünstigeren Kompaktgeneratoren bieten zwar ebenfalls mehrere Variationen eines Generatortyps an, nur ist hier das Nach- bzw. Umrüsten kaum möglich.

1 vgl. z. B. Stender, H., a. a. O.

2 Zu beachten ist hier allerdings die Möglichkeit, die Belichtungszeit durch Einsatz von Film-Folien-Systemen auf der Basis seltener Erden zu verkürzen, vgl. Felix, R., a. a. O.

3 Der Folgeband 5 der Schriftenreihe "Medizintechnik in Krankenhaus und Praxis" bietet eine ausführliche Übersicht aller auf dem deutschen Markt angebotenen Röntgenstrahler.

4 Die Richtlinien der Kassenärztlichen Bundesvereinigung teilen die Ausstattung und Anforderung der Generatoren für die Röntgendiagnostik in Anwendungsklassen ein. Für jede Klasse werden Mindestausstattung und Anforderung vorgeschrieben. Es existieren neun Anwendungsklassen; für die in diesem Band beschriebenen Generatoren haben jedoch nur die Anwendungsklassen II, III, IV, und ggf. VII Bedeutung (vgl. Anhang III).

Ausstattungsprofil

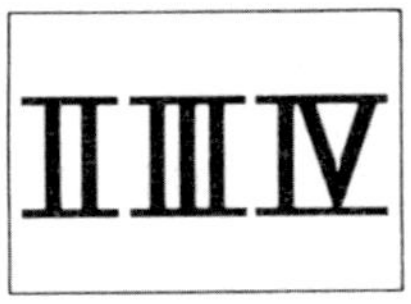

Anwendungsklasse

Bei der Auswahl von Generatoren für die Röntgendiagnostik sind die Anwendungsklassen der Richtlinien der Kassenärztlichen Bundesvereinigung zu beachten, die die Mindestausstattung und Anforderung vorschreibt.

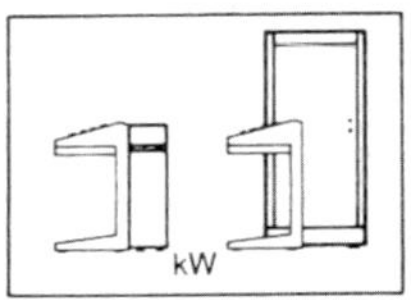

Leistung

Die Leistung eines Generators definiert den möglichen Einsatzbereich. Für Röntgenroutineuntersuchungen im Krankenhaus genügt in der Regel eine Leistung von 50 kW. Ausnahmen bilden insbesondere die Angio- bzw. die Angiokardiographie.

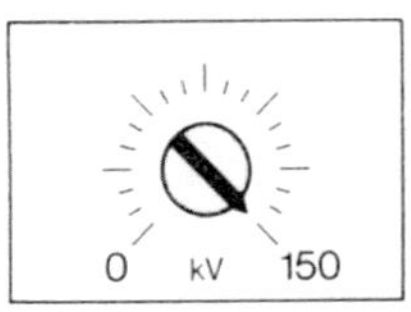

Maximale Aufnahmespannung

Die maximale Aufnahmespannung beschreibt den durch die Aufnahmetechnik möglichen Kontrastumfang. Für Thoraxaufnahmen wird beispielsweise die Hartstrahltechnik mit maximal 150 kV bevorzugt.

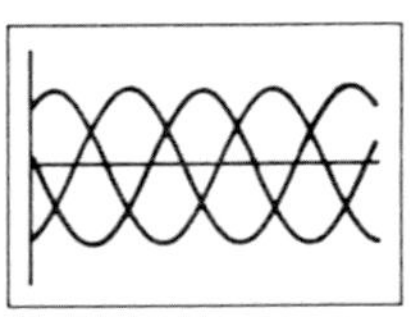

Spannungsform

Für die Röntgendiagnostik im Krankenhaus kommen in erster Linie Zwölfpuls- und Mittelfrequenz-Generatoren zum Einsatz. Ausnahme bildet die Angiokardiographie, bei der Gleichspannungs-Generatoren erforderlich sind.

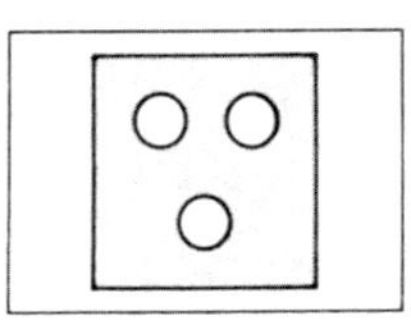

Belichtungsautomatik

Eine Belichtungsautomatik erleichtert die Erstellung von Röntgenbildern mit gleichmäßiger Aufnahmequalität. Die erforderliche Strahlendosis wird automatisch begrenzt, indem die gewünschte Filmschwärzung vorgewählt wird.

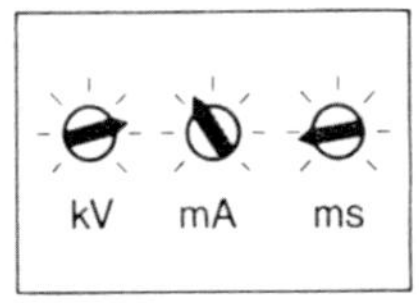

Einstelltechnik

Je nachdem, welche Aufnahmeparameter vorgewählt werden müssen, unterscheidet man Dreipunkt-, Zweipunkt- und Einpunkttechnik bzw. als Sonderfall der letzteren eine vorprogrammierte Organautomatik. Diese entspricht dem derzeitigen Stand der Technik und erleichtert die Wahl der Aufnahmeparameter, führt aber bei extensiver Programmvielfalt zu einer erheblichen Verteuerung der Geräte.

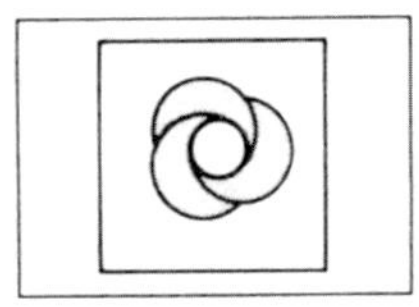

Dosisleistungsregelung

Sofern der Generator einen Durchleuchtungsarbeitsplatz ansteuern soll, ist eine Dosisleistungsregelung zur Einhaltung der minimalen Strahlenbelastung für den Patienten vorgeschrieben.

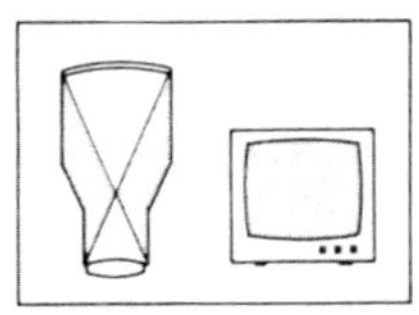

BV-FS-Anschluß

Werden Generatoren auch für die Röntgendurchleuchtung eingesetzt, ist ein Bildverstärker- (BV) bzw. Fernsehsystemanschluß (FS) erforderlich.

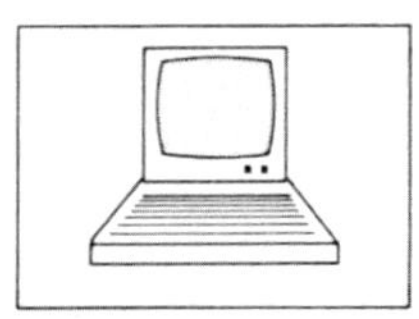

EDV-Anschluß

Ein EDV-Anschluß ermöglicht die computermäßige Erfassung von Aufnahmeparametern und Meßwerten. Durch die fehlende Vereinheitlichung von Schnittstellen erscheint eine derartige Option gegenwärtig nur in wenigen Fällen sinnvoll.

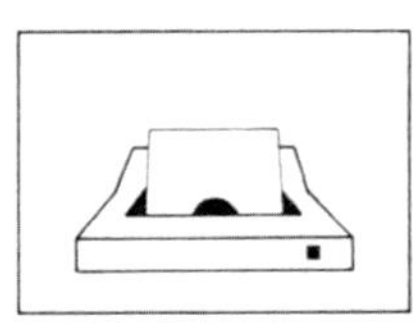

Elektronischer Drucker

Ein elektronischer Drucker ermöglicht die Protokollierung notwendiger Daten einer Röntgenaufnahme. Prinzipiell kann dies aber auch weiterhin von der MTR durchgeführt werden.

tkb Marktübersicht

Generatoren	Fritz Hofmann SR 400 E	Fritz Hofmann Selector 30	C.H.F. Müller Medio 30 CP	C.H.F. Müller Medio CM 30
Richtpreisspanne (DM ohne MwSt.)	**42 970,-**	**69 560,-**	**81 000,- bis 173 000,-**	**85 000,- bis 175 000,-**
Anwendungsklasse	**III**	**II & III**	**III**	**III**
Leistung (kW)	**30**	**30**	**30**	**30**
Max. Aufnahmesp. (kV)	125	125	150	125
Spannungsform	Sechspuls	Sechspuls	Mittelfrequenz	Zwölfpuls
Belichtungsautomatik	*	*	o	o
Einstelltechnik				
Dreipunkt	*	*	*	*
Zweipunkt	-	*	*	*
Einpunkt	-	*	*	*
Organautomatik	-	*	o	o
Dosisleistungsregelung	*	*	*	*
BV-FS-Anschluß	*	*	o	o
EDV-Anschluß	-	-	-	-
Elektronischer Drucker	-	-	*	*
Beschreibung (S.)	36	34	28 f.	27 f.
Gerätedaten (S.)	58 f.	58 f.	58 f.	58 f.

Alle Angaben ohne Gewähr; Stand: 1985

* in Grundausstattung enthalten
o optionell gegen Aufpreis
\- entfällt oder nicht erhältlich
o. A. ohne Angaben

Marktübersicht

Generatoren	**Siemens** Polyphos 30	**Siemens** Polyphos 30 M	**Picker International** Anatomatic 40	**Fritz Hofmann** SR 450 E
Richtpreisspanne (DM ohne MwSt.)	**128 950,- bis 204 760,-**	**o. A.**	**72 175,- bis 82 100,-**	**44 970,-**
Anwendungsklasse	**II & III**	**II & III**	**II & III**	**IV**
Leistung (kW)	**30**	**30**	**40**	**50**
Max. Aufnahmesp. (kV)	125	125	125	125
Spannungsform	Mittelfrequenz	Mittelfrequenz	Zwölfpuls	Sechspuls
Belichtungsautomatik	o	o	*[1]	*
Einstelltechnik				
Dreipunkt	-[2]	-[2]	-	*
Zweipunkt	*	*	*	-
Einpunkt	o	o	-	-
Organautomatik	o	-	*	-
Dosisleistungsregelung	o	o	o	*
BV-FS-Anschluß	o	o	-	*
EDV-Anschluß	-	-	-	-
Elektronischer Drucker	-	-	-	-
Beschreibung (S.)	44	45	37	36
Gerätedaten (S.)	60 f.	60 f.	60 f.	60 f.

* in Grundausstattung enthalten
o optionell gegen Aufpreis
\- entfällt oder nicht erhältlich
o. A. ohne Angaben

1 Nachrüstung möglich ab Serien-Nr. 140 001
2 bei Schichten: *

Alle Angaben ohne Gewähr; Stand: 1985

tkb Marktübersicht

Generatoren	Fritz Hofmann SR 452	Fritz Hofmann Selector 50 E	Fritz Hofmann Selector 50/125	Picker International Anatomatic 50
Richtpreisspanne (DM ohne MwSt.)	**47 660,-**	**59 380,-**	**73 130,-**	**74 275,- bis 85 535,-**
Anwendungsklasse	IV	IV	IV	IV
Leistung (kW)	**50**	**50**	**50**	**50**
Max. Aufnahmesp. (kV)	125	125	125	125
Spannungsform	Sechspuls	Sechspuls [1]	Sechspuls	Zwölfpuls
Belichtungsautomatik	*	*	*	*
Einstelltechnik				
Dreipunkt	*	*	*	-
Zweipunkt	-	*	*	*
Einpunkt	-	*	*	-
Organautomatik	-	*	*	*
Dosisleistungsregelung	*	*	*	-
BV-FS-Anschluß	*	*	*	-
EDV-Anschluß	-	-	-	-
Elektronischer Drucker	-	-	-	-
Beschreibung (S.)	36	34 f.	34 f.	38
Gerätedaten (S.)	62 f.	62 f.	62 f.	62 f.

* in Grundausstattung enthalten
o optionell gegen Aufpreis
\- entfällt oder nicht erhältlich
o. A. ohne Angaben

1 auch als Zwölfpuls lieferbar

Alle Angaben ohne Gewähr; Stand: 1985

Marktübersicht

Generatoren	Picker International Anatomatic 50 R/F	Fritz Hofmann Selector 50/150	CGR Exponent 501 ST	C.H.F. Müller Medio 50 CP
Richtpreisspanne (DM ohne MwSt.)	**81 580,- bis 91 085,-**	**83 200,-**	**100 340,- bis 135 970,-**	**110 000,- bis 204 000,-**
Anwendungsklasse	**IV**	**IV**	**IV**	**IV**
Leistung (kW)	**50**	**50**	**50**	**50**
Max. Aufnahmesp. (kV)	125	150	150	150
Spannungsform	Zwölfpuls	Zwölfpuls	Zwölfpuls	Mittelfrequenz
Belichtungsautomatik	*	*	*	o
Einstelltechnik				
Dreipunkt	-	*	*	*
Zweipunkt*	*	*	*	
Einpunkt	-	*	-	*
Organautomatik	*	*	*	o
Dosisleistungsregelung	*	*	*	*
BV-FS-Anschluß	*	*	*	o
EDV-Anschluß	-	-	*	-
Elektronischer Drucker	-	-	*	*
Beschreibung (S.)	37	34 f.	25	28 f.
Gerätedaten (S.)	64 f.	64 f.	64 f.	64 f.

Alle Angaben ohne Gewähr; Stand: 1985

* in Grundausstattung enthalten
o optionell gegen Aufpreis
\- entfällt oder nicht erhältlich
o. A. ohne Angaben

Marktübersicht

Generatoren	C.H.F. Müller Medio CM 50	Siemens Tridoros 512 MP	Siemens Polyphos 50	CGR Process 500 ST
Richtpreisspanne (DM ohne MwSt.)	**112 000,- bis 205 000,-**	**118 340,- bis 209 070,-**	**174 800,- bis 250 610,-**	**184 740,- bis 226 980,-**
Anwendungsklasse	**IV**	**IV**	**IV**	**IV**
Leistung (kW)	**50**	**50**	**50**	**50**
Max. Aufnahmesp. (kV)	125	150	125	150
Spannungsform	Zwölfpuls	Zwölfpuls	Mittelfrequenz	Zwölfpuls
Belichtungsautomatik	o	o	o	*
Einstelltechnik				
Dreipunkt	*	-[1]	-[1]	*
Zweipunkt	*	*	*	*
Einpunkt	*	o	o	*
Organautomatik	o	o	o	*
Dosisleistungsregelung	*	o	o	*
BV-FS-Anschluß	o	o	o	*
EDV-Anschluß	-	-	-	*
Elektronischer Drucker	*	-	-	*
Beschreibung (S.)	27 f.	46	45 f.	25
Gerätedaten (S.)	66 f.	66 f.	66 f.	66 f.

* in Grundausstattung enthalten
o optionell gegen Aufpreis
\- entfällt oder nicht erhältlich
o. A. ohne Angaben

Alle Angaben ohne Gewähr; Stand: 1985

1 bei Schichten: *

tkb Marktübersicht

Generatoren	C.H.F. Müller Super CM 50	C.H.F. Müller Super 50 CP	Siemens Polydoros 50	General Electric MSX 50
Richtpreisspanne (DM ohne MwSt.)	**204 000,- bis 284 000,-**	**204 000,- bis 312 000,-**	**216 780,- bis 341 512,-**	**o. A.**
Anwendungsklasse	**IV**	**IV**	**IV**	**IV**
Leistung (kW)	**50**	**50**	**50**	**50**
Max. Aufnahmesp. (kV)	150	150	150	150
Spannungsform	Zwölfpuls	Mittelfrequenz	Mittelfrequenz	Zwölfpuls
Belichtungsautomatik	*	o	o	*
Einstelltechnik				
Dreipunkt	*	*	*	*
Zweipunkt	*	*	*	*
Einpunkt	*	*	o	*
Organautomatik	o	o	o	*
Dosisleistungsregelung	*	*	o	*
BV-FS-Anschluß	*	*	*	*
EDV-Anschluß	*	o	o	-
Elektronischer Drucker	o	o	o	-
Beschreibung (S.)	30	30 f.	43 f.	33 f.
Gerätedaten (S.)	68 f.	68 f.	68 f.	68 f.

* in Grundausstattung enthalten
o optionell gegen Aufpreis
\- entfällt oder nicht erhältlich
o. A.ohne Angaben

Alle Angaben ohne Gewähr; Stand: 1985

tkb Marktübersicht

Generatoren	**C.H.F. Müller** Super 702	**CGR** Masix 50	**Römed** EDR–750/B	**CGR** Phasix 60
Richtpreisspanne (DM ohne MwSt.)	**o. A.**	**o. A.**	**38 000,-**	**150 020,- bis 151 190,-**
Anwendungsklasse	**IV**	**IV**	**II & III**	**IV**
Leistung (kW)	**50**	**50**	**54**	**60**
Max. Aufnahmesp. (kV)	125	150	125	150
Spannungsform	Sechspuls	Zwölfpuls	Sechspuls	Mittelfrequenz
Belichtungsautomatik	o	o. A.	*	*
Einstelltechnik				
Dreipunkt	*	*	*	*
Zweipunkt	*	*	o. A.	*
Einpunkt	*	-	*	*
Organautomatik	-	*	-	*
Dosisleistungsregelung	*	*	*	*
BV-FS-Anschluß	*	*	*	*
EDV-Anschluß	-	o. A.	-	-
Elektronischer Drucker	-	o. A.	-	-
Beschreibung (S.)	31		41	-
Gerätedaten (S.)	70 f.	70 f.	70 f.	70 f.

Alle Angaben ohne Gewähr; Stand: 1985

* in Grundausstattung enthalten
o optionell gegen Aufpreis
\- entfällt oder nicht erhältlich
o. A. ohne Angaben

tkb Marktübersicht

Generatoren	Elsint Taurus LS 75	Siemens Tridoros 712 MP	Picker International Vector 70	Elsint Taurus LS 85
Richtpreisspanne (DM ohne MwSt.)	ca. 140 000,-	160 290,- bis 250 970,-	162 095,- bis 178 750,-	ca. 140 000,-
Anwendungsklasse	IV	IV	IV	IV
Leistung (kW)	65	70	70	75
Max. Aufnahmesp. (kV)	125	150	150	150
Spannungsform	Sechspuls	Zwölfpuls	Zwölfpuls	Sechspuls
Belichtungsautomatik	o	o	*	o
Einstelltechnik				
Dreipunkt	*	-[1]	*	*
Zweipunkt	-	*	*	-
Einpunkt	-	o	*	-
Organautomatik	-	o	*	-
Dosisleistungsregelung	*	o	*	*
BV-FS-Anschluß	*	o	*	*
EDV-Anschluß	-	-	-	-
Elektronischer Drucker	-	-	-	-
Beschreibung (S.)	32 f.	46	39	32 f.
Gerätedaten (S.)	72 f.	72 f.	72 f.	72 f.

* in Grundausstattung enthalten
o optionell gegen Aufpreis
\- entfällt oder nicht erhältlich
o. A. ohne Angaben

1 bei Schichten: *

Alle Angaben ohne Gewähr; Stand: 1985

Marktübersicht

Generatoren	Fritz Hofmann Selector 80/150	Fritz Hofmann Selector 80/150 T	Picker International Transix 800 S	CGR Exponent 801 ST
Richtpreisspanne (DM ohne MwSt.)	95 800,-	111 300,-	130 755,- bis 155 580,-	148 322,- bis 181 372,-
Anwendungsklasse	IV	IV	IV	IV
Leistung (kW)	80	80	80	80
Max. Aufnahmesp. (kV)	150	150	150	150
Spannungsform	Zwölfpuls	Zwölfpuls	Zwölfpuls	Zwölfpuls
Belichtungsautomatik	*	*	*	*
Einstelltechnik				
Dreipunkt	*	*	*	*
Zweipunkt	*	*	*	*
Einpunkt	*	*	*	-
Organautomatik	*	*	*[1]	*
Dosisleistungsregelung	*	*	*	*
BV-FS-Anschluß	*	*	*	*
EDV-Anschluß	-	-	-	*
Elektronischer Drucker	-	-	-	*
Beschreibung (S.)	36	35	38 f.	25
Gerätedaten (S.)	74 f.	74 f.	74 f.	74 f.

* in Grundausstattung enthalten
o optionell gegen Aufpreis
\- entfällt oder nicht erhältlich
o. A. ohne Angaben

1 mit Anatomat 22

Alle Angaben ohne Gewähr; Stand: 1985

Marktübersicht

Generatoren	C.H.F. Müller Medio CM 80	C.H.F. Müller Medio 80 CP	Picker International Vector 80	C.H.F. Müller Super 80 CP
Richtpreisspanne (DM ohne MwSt.)	**149 000,- bis 228 000,-**	**151 000,- bis 228 000,-**	**153 340,- bis 171 165,-**	**225 000,- bis 344 000,-**
Anwendungsklasse	**IV**	**IV**	**IV**	**IV**
Leistung (kW)	**80**	**80**	**80**	**80**
Max. Aufnahmesp. (kV)	125	150	150	150
Spannungsform	Zwölfpuls	Mittelfrequenz	Mittelfrequenz	Mittelfrequenz
Belichtungsautomatik	o	o	*	o
Einstelltechnik				
Dreipunkt	*	*	*	*
Zweipunkt	*	*	*	*
Einpunkt	*	*	*	*
Organautomatik	o	o	*	o
Dosisleistungsregelung	*	*	*	*
BV-FS-Anschluß	*	o	*	*
EDV-Anschluß	-	*	-	o
Elektronischer Drucker	*	*	*	o
Beschreibung (S.)	27 f.	28 f.	40	30 f.
Gerätedaten (S.)	76 f.	76 f.	76 f.	76 f.

* in Grundausstattung enthalten
o optionell gegen Aufpreis
\- entfällt oder nicht erhältlich
o. A. ohne Angaben

Alle Angaben ohne Gewähr; Stand: Januar 1985

Marktübersicht

Generatoren	C.H.F. Müller Super CM 80	CGR Process 800 ST	Siemens Polydoros 80	C.H.F. Müller Maximus CM 80
Richtpreisspanne (DM ohne MwSt.)	**231 000,- bis 316 000,-**	**238 480,- bis 281 720,-**	**252 380,- bis 377 112,-**	**315 000,- bis 344 000,-**
Anwendungsklasse	**IV**	**IV**	**IV**	**IV**
Leistung (kW)	**80**	**80**	**80**	**80**
Max. Aufnahmesp. (kV)	150	150	150	150
Spannungsform	Zwölfpuls	Zwölfpuls	Mittelfrequenz	Zwölfpuls
Belichtungsautomatik	o	*	o	*
Einstelltechnik				
Dreipunkt	*	*	*	*
Zweipunkt	*	*	*	*
Einpunkt	*	*	o	*
Organautomatik	o	*	o	*
Dosisleistungsregelung	*	*	o	*
BV-FS-Anschluß	*	*	*	*
EDV-Anschluß	*	*	o	*
Elektronischer Drucker	o	*	o	o
Beschreibung (S.)	30	25	43 f.	26
Gerätedaten (S.)	78 f.	78 f.	78 f.	78 f.

Alle Angaben ohne Gewähr; Stand: 1985

* in Grundausstattung enthalten
o optionell gegen Aufpreis
\- entfällt oder nicht erhältlich
o. A. ohne Angaben

tkb Marktübersicht

Generatoren	**General Electric** MPX 80	**General Electric** MSX 80	**CGR** Masix 80	**Picker International** Transix 1000 S
Richtpreisspanne (DM ohne MwSt.)	**o. A.**	**o. A.**	**o. A.**	**148 460,- bis 174 340,-**
Anwendungsklasse	**IV**	**IV**	**IV**	**IV**
Leistung (kW)	**80**	**80**	**80**	**90**
Max. Aufnahmesp. (kV)	150	150	150	150
Spannungsform	Zwölfpuls	Zwölfpuls	Zwölfpuls	Zwölfpuls
Belichtungsautomatik	*	*	o. A.	*
Einstelltechnik				
Dreipunkt	*	*	*	*
Zweipunkt	*	*	*	*
Einpunkt	*	*	-	*
Organautomatik	*	*	*	*[1]
Dosisleistungsregelung	*	*	*	*
BV-FS-Anschluß	*	*	*	*
EDV-Anschluß	o	-	o. A.	-
Elektronischer Drucker	*	-	o. A.	-
Beschreibung (S.)	33	33 f.	-	39
Gerätedaten (S.)	80 f.	80 f.	80 f.	80 f.

* in Grundausstattung enthalten
o optionell gegen Aufpreis
\- entfällt oder nicht erhältlich
o. A. ohne Angaben

1 mit Anatomat 22

Alle Angaben ohne Gewähr; Stand: 1985

tkb Marktübersicht

Generatoren	**Elscint** ESP 60	**Fritz Hofmann** Selector 100/150 T	**Elscint** Taurus LS 125	**Picker International** Vector 100 I
Richtpreisspanne (DM ohne MwSt.)	**ca. 200 000,-**	**129 600,-**	**ca. 140 000,-**	**170 550,- bis 188 375,-**
Anwendungsklasse	**IV**	**IV**	**IV**	**IV**
Leistung (kW)	**94**	**100**	**100**	**100**
Max. Aufnahmesp. (kV)	150	150	150	150
Spannungsform	Zwölfpuls	Zwölfpuls	Zwölfpuls	Mittelfrequenz
Belichtungsautomatik	*	*	o	*
Einstelltechnik				
Dreipunkt	*	*	*	*
Zweipunkt	-	*	-	*
Einpunkt	-	*	-	*
Organautomatik	*	*	-	*
Dosisleistungsregelung	*	*	*	*
BV-FS-Anschluß	*	*	*	*
EDV-Anschluß	*	-	-	*
Elektronischer Drucker	o	-	-	*
Beschreibung (S.)	32	35	32 f.	40 f.
Gerätedaten (S.)	82 f.	82 f.	82 f.	82 f.

* in Grundausstattung enthalten
o optionell gegen Aufpreis
\- entfällt oder nicht erhältlich
o. A. ohne Angaben

Alle Angaben ohne Gewähr; Stand: 1985

tkb Marktübersicht

Generatoren	Picker International Vector 100	C.H.F. Müller Medio CM 100	CGR Process 1000 ST	Siemens Gigantos 1012 MP
Richtpreisspanne (DM ohne MwSt.)	**180 210,- bis 196 865,-**	**191 000,- bis 293 000,-**	**243 000,- bis 286 240,-**	**265 080,- bis 355 760,-**
Anwendungsklasse	**IV**	**IV**	**IV**	**IV**
Leistung (kW)	**100**	**100**	**100**	**100**
Max. Aufnahmesp. (kV)	150	125	150	150
Spannungsform	Zwölfpuls	Zwölfpuls	Zwölfpuls	Zwölfpuls
Belichtungsautomatik	*	o	*	o
Einstelltechnik				
Dreipunkt	*	*	*	*
Zweipunkt	*	*	*	*
Einpunkt	*	*	*	o
Organautomatik	*	o	*	o
Dosisleistungsregelung	*	*	*	o
BV-FS-Anschluß	*	o	*	o
EDV-Anschluß	-	-	*	-
Elektronischer Drucker	-	*	*	-
Beschreibung (S.)	40	27 f.	25	42
Gerätedaten (S.)	84 f.	84 f.	84 f.	84 f.

* in Grundausstattung enthalten
o optionell gegen Aufpreis
\- entfällt oder nicht erhältlich
o. A. ohne Angaben

Alle Angaben ohne Gewähr; Stand: 1985

tkb Marktübersicht

Generatoren	Siemens Polydoros 100	C.H.F. Müller Super CM 100	C.H.F. Müller Maximus CM 100	C.H.F. Müller Maximus TM 100
Richtpreisspanne (DM ohne MwSt.)	**276 180,- bis 400 912,-**	**290 000,- bis 352 000,-**	**332 000,- bis 366 000,-**	**370 000,- bis 392 000,-**
Anwendungsklasse	**IV**	**IV**	**IV**	**IV**
Leistung (kW)	**100**	**100**	**100**	**100**
Max. Aufnahmesp. (kV)	150	150	150	150
Spannungsform	Mittelfrequenz	Zwölfpuls	Zwölfpuls	Gleichspannung
Belichtungsautomatik	o	o	*	o
Einstelltechnik				
Dreipunkt	*	*	*	*
Zweipunkt	*	*	*	*
Einpunkt	o	*	*	*
Organautomatik	o	o	o	*
Dosisleistungsregelung	o	*	*	*
BV-FS-Anschluß	*	*	*	*
EDV-Anschluß	o	*	*	-
Elektronischer Drucker	o	o	o	*
Beschreibung (S.)	43 f.	30	26	27
Gerätedaten (S.)	86 f.	86 f.	86 f.	86 f.

Alle Angaben ohne Gewähr; Stand: 1985

* in Grundausstattung enthalten
o optionell gegen Aufpreis
\- entfällt oder nicht erhältlich
o. A. ohne Angaben

Marktübersicht

Generatoren	CGR Exponent 1001 ST	General Electric MSX 100	General Electric MPX 100	CGR Masix 100
Richtpreisspanne (DM ohne MwSt.)	o. A.	o. A.	o. A.	o. A.
Anwendungsklasse	IV	IV	IV	IV
Leistung (kW)	100	100	100	100
Max. Aufnahmesp. (kV)	150	150	150	150
Spannungsform	Zwölfpuls	Zwölfpuls	Zwölfpuls	Zwölfpuls
Belichtungsautomatik	*	*	*	o. A.
Einstelltechnik				
Dreipunkt	*	*	*	*
Zweipunkt	*	*	*	*
Einpunkt	-	*	*	-
Organautomatik	*	*	*	*
Dosisleistungsregelung	*	*	*	*
BV-FS-Anschluß	*	*	*	*
EDV-Anschluß	*	-	o	o. A.
Elektronischer Drucker	*	-	o	o. A.
Beschreibung (S.)	25	33 f.	33	-
Gerätedaten (S.)	88 f.	88 f.	88 f.	88 f.

Alle Angaben ohne Gewähr; Stand: 1985

* in Grundausstattung enthalten
o optionell gegen Aufpreis
\- entfällt oder nicht erhältlich
o. A. ohne Angaben

Marktübersicht

Generatoren	Elscint ESP 100	C.H.F. Müller Maximus CM 120	Elscint ESP 125	General Electric MPX 125
Richtpreisspanne (DM ohne MwSt.)	ca. 200 000,-	362 000,- bis 388 000,-	ca. 200 000,-	o. A.
Anwendungsklasse	IV	IV	IV	IV
Leistung (kW)	113	120	123	125
Max. Aufnahmesp. (kV)	150	150	150	150
Spannungsform	Zwölfpuls	Zwölfpuls	Zwölfpuls	Zwölfpuls
Belichtungsautomatik	*	*	*	*
Einstelltechnik				
Dreipunkt	*	*	*	*
Zweipunkt	-	*	-	*
Einpunkt	-	*	-	*
Organautomatik	*	o	*	*
Dosisleistungsregelung	*	*	*	*
BV-FS-Anschluß	*	*	*	*
EDV-Anschluß	*	*	*	o
Elektronischer Drucker	o	o	o	o
Beschreibung (S.)	32	26	32	33
Gerätedaten (S.)	90 f.	90 f.	90 f.	90 f.

Alle Angaben ohne Gewähr; Stand: 1985

* in Grundausstattung enthalten
o optionell gegen Aufpreis
\- entfällt oder nicht erhältlich
o. A. ohne Angaben

Marktübersicht

Generatoren	General Electric MSX 125
Richtpreisspanne (DM ohne MwSt.)	o. A.
Anwendungsklasse	IV
Leistung (kW)	125
Max. Aufnahmesp. (kV)	150
Spannungsform	Zwölfpuls
Belichtungsautomatik	*
Einstelltechnik	
Dreipunkt	*
Zweipunkt	*
Einpunkt	*
Organautomatik	*
Dosisleistungsregelung	*
BV-FS-Anschluß	*
EDV-Anschluß	-
Elektronischer Drucker	-
Beschreibung (S.)	33 f.
Gerätedaten (S.)	92 f.

Alle Angaben ohne Gewähr; Stand: 1985

* in Grundausstattung enthalten
o optionell gegen Aufpreis
\- entfällt oder nicht erhältlich
o. A. ohne Angaben

tkb Marktübersicht

Angiokardiographie-Generatoren	**Siemens** Pandoros 1200 A	**CGR** CPG 20	**C.H.F. Müller** Optimus M 200	**CGR** CPG 30
Richtpreisspanne (DM ohne MwSt.)	**513 056,- bis 930 121,50**	**332 115,-**	**440 000,- bis 735 000,-**	**o. A.**
Anwendungsklasse	**IV**	**IV**	**IV**	**IV**
Leistung (kW)	**100**	**160**	**200**	**225**
Max. Aufnahmesp. (kV)	150	150	125	150
Spannungsform	Gleichspannung	Gleichspannung	Gleichspannung	Gleichspannung
Belichtungsautomatik	o	o. A.	*	o. A.
Einstelltechnik				
Dreipunkt	-	o. A.	*	o. A.
Zweipunkt	*	o. A.	*	o. A.
Einpunkt	o	o. A.	*	o. A.
Organautomatik	*	o. A.	*	o. A.
Dosisleistungsregelung	o	o. A.	*	o. A.
BV-FS-Anschluß	*	o. A.	*	o. A.
EDV-Anschluß	-	o. A.	o. A.	o. A.
Elektronischer Drucker	-	o. A.	o. A.	o. A.
Beschreibung (S.)	42 f.	-	29	-
Gerätedaten (S.)	94 f.	94 f.	94 f.	94 f.

* in Grundausstattung enthalten
o optionell gegen Aufpreis
\- entfällt oder nicht erhältlich
o. A. ohne Angaben

Alle Angaben ohne Gewähr; Stand: 1985

Gerätebeschreibung

CGR Koch & Sterzel

Exponent 501 ST
DM: 100 340,- bis 135 970,-
Marktübersicht: Seite 9
Gerätedaten: Seite 64 f.

Exponent 801 ST
DM: 148 322,- bis 181 372,-
Marktübersicht: Seite 14
Gerätedaten: Seite 74 f.

Exponent 1001 ST
DM: o. A.
Marktübersicht: Seite 21
Gerätedaten: Seite 88 f.

Allgemeine Beschreibung
Die Exponent-Geräte sind Zwölfpuls-Generatoren mit einer Leistung von 50 kW, 80 kW und 100 kW bei 60 und 80 kV mit 800 mA, 1000 mA und 1250 mA. Sie sind mikroprozesssorgesteuerte Generatoren mit einer Netzspannung von 380/480 V. Die minimale Schaltzeit (Belichtungszeit) beträgt 1 ms. Die Geräte werden als Modulsystem (Baukastenprinzip) angeboten. Das Bedienfeld ist als Winkelpultgehäuse ausgeführt, ein Nebenschaltpult ist anschließbar. Maximal können sieben Anwendungsgeräte angeschlossen werden, und es ist eine Erweiterung auf drei Strahleranschlüsse möglich. Für den Betrieb werden die CGR-Röntgenröhren und Röhren anderer Fabrikate vorgeschlagen.* Ein Drehanodenanlaßgerät und eine Röhrenlastanzeige sind vorhanden. Die Generatoren besitzen eine organbezogene programmierbare Aufnahmetechnik.

Bevorzugte Anwendung
- Routinediagnostik

Besonderheiten
Die Generatoren verfügen über eine Belichtungsautomatik auch für Schichtaufnahmen, Fehlermeldung, Dosisleistungsregelung, Flächendosisprodukt-Anzeige, Anschlußmöglichkeit für einen elektrischen Drukker sowie einen EDV-Anschluß.

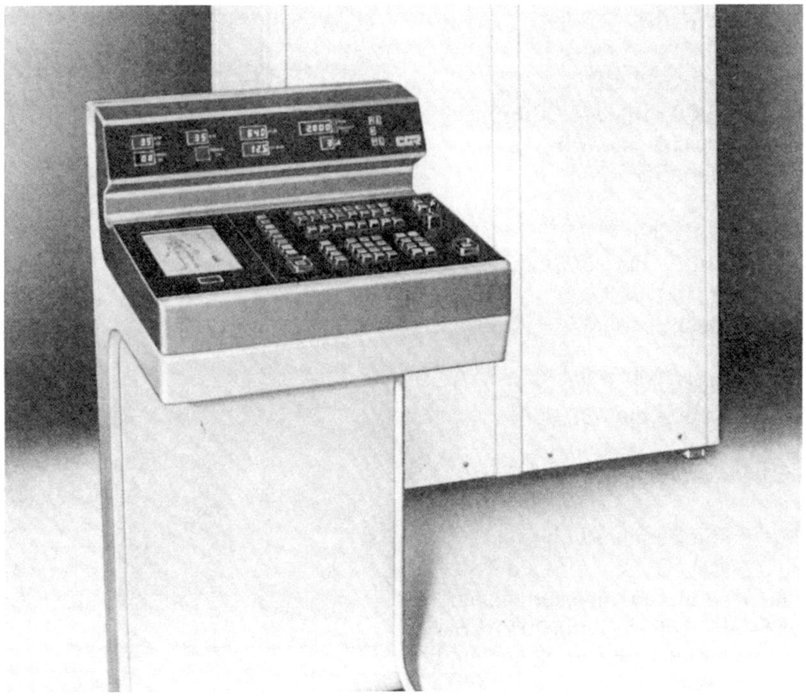

CGR Koch & Sterzel

Process 500 ST
DM: 184 740,- bis 226 980,-
Marktübersicht: Seite 10
Gerätedaten: Seite 66 f.

Process 800 ST
DM: 238 480,- bis 281 720,-
Marktübersicht: Seite 16
Gerätedaten: Seite 78 f.

Process 1000 ST
DM: 243 000,- bis 286 240,-
Marktübersicht: Seite 19
Gerätedaten: Seite 84 f.

Allgemeine Beschreibung
Die Process-Geräte sind Zwölfpuls-Generatoren mit einer Leistung von 50 kW, 80 kW und 100 kW bei 80 kV und 800 mA, 1000 mA und 1250 mA. Sie sind mikroprozesssorgesteuerte Generatoren mit einer Netzspannung von 380/480 V. Die minimale Schaltzeit (Belichtungszeit) beträgt 1 ms. Die Geräte werden als Modulsystem (Baukastenprinzip) angeboten. Das Bedienfeld ist als Winkelpultgehäuse ausgeführt, ein Nebenschaltpult ist anschließbar. Maximal können sieben Anwendungsgeräte angeschlossen werden, und es ist eine Erweiterung auf drei Strahleranschlüsse möglich. Für den Betrieb werden die CGR-Röntgenröhren und Röhren anderer Fabrikate vorgeschlagen.* Ein Drehanodenanlaßgerät und eine Röhrenlastanzeige sind vorhanden. Die Generatoren besitzen eine organbezogene programmierbare Aufnahmetechnik.

Bevorzugte Anwendung
- Routinediagnostik

Besonderheiten
Die Generatoren verfügen über eine Belichtungsautomatik auch für Schichtaufnahmen, Fehlermeldung, Dosisleistungsregelung, Flächendosisprodukt-Anzeige, über einen elektrischen Drucker sowie einen EDV-Anschluß.

Alle Angaben ohne Gewähr
* Der Folgeband 5 der Schriftenreihe "Medizintechnik in Krankenhaus und Praxis" bietet eine ausführliche Übersicht aller auf dem deutschen Markt angebotenen Röntgenstrahler.

tkb Gerätebeschreibung

C.H.F. Müller

Maximus CM 80
DM: 315 000,- bis 344 000,-
Marktübersicht: Seite 16
Gerätedaten: Seite 78 f.

Maximus CM 100
DM: 332 000,- bis 366 000,-
Marktübersicht: Seite 20
Gerätedaten: Seite 86 f.

Maximus CM 120
DM: 362 000,- bis 388 000,-
Marktübersicht: Seite 22
Gerätedaten: Seite 90 f.

Allgemeine Beschreibung
Die Maximus-CM-Geräte sind Zwölfpuls-Generatoren mit einer Leistung von 80 kW, 100 kW und 120 kW. Sie sind mikroprozessorgesteuert und für eine Netzspannung von 380 V ausgelegt. Die minimale Schaltzeit (Belichtungszeit) beträgt 1 ms. Die Generatoren werden im Modulsystem (Baukastenprinzip) mit unterschiedlichen Bedienpulten angeboten. Drei Nebenschaltpulte und ein Zielgerät sind zusätzlich anschließbar. Maximal können acht Anwendungsgeräte an vier Strahlern betrieben werden. Für den Betrieb werden die Röntgenröhren SRO 33/100, SRM 33/100 und SRC-0613 vorgeschlagen.*

Optionen
- Duplexbetrieb
- Flächendosisproduktermittlung
- Drucker für Patientendaten nach § 29 RöV
- Einblendung von Untersuchungsdaten im FS-Monitor
- Belichtungsautomat für Schichtbetrieb
- durchleuchtungsgesteuerte Aufnahmetechnik
- programmierte Aufnahmetechnik

Bevorzugte Anwendung
- Routinediagnostik
- Spezialdiagnostik
- allgemeine Angiographie

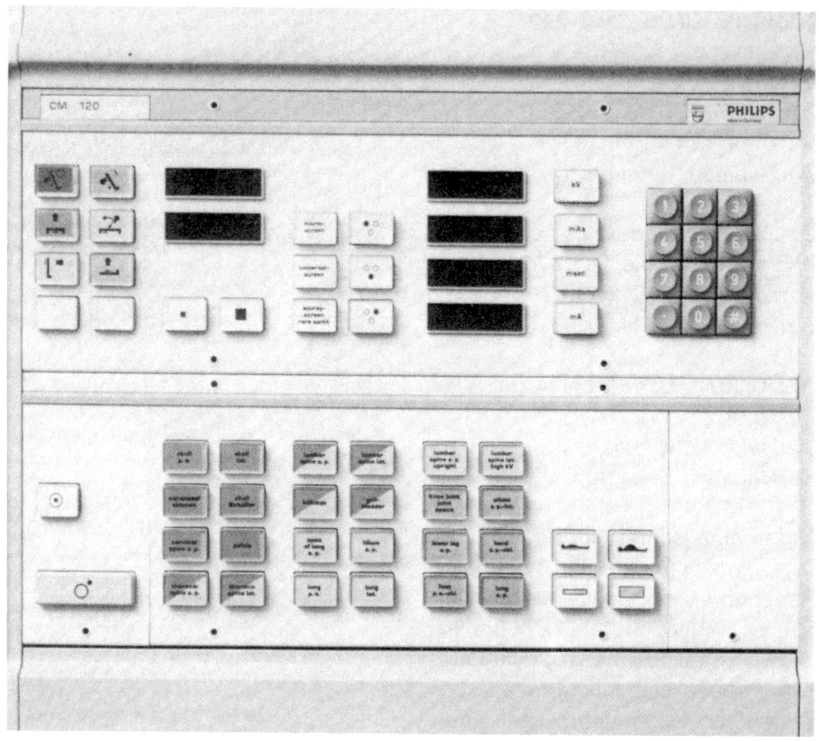

- EDV-organisierte Röntgenabteilungen

Besonderheiten
Die Geräte verfügen über eine alphanumerische Tastatur für punktgenaues Einstellen. Zur Eingabe von Patientenidentifikationsnummern ist eine On-Line-Anbindung an das radiologische Organisationssystem Rados möglich. Die Mikroprozessorsteuerung sorgt für den Röhrenüberlastschutz, verhindert Fehleinstellungen, registriert Systemfehler, zeigt sie an und speichert sie ab. Für Zielaufnahmen ist eine automatische Ableitung der Aufnahmedaten aus der vorangegangenen Durchleuchtung vorgesehen. Die programmierte Aufnahmetechnik ist sowohl für Kassettenaufnahmen mit und ohne Belichtungsautomatik als auch für BV-Kamera- und Wechslerbetrieb verwendbar. Mit den Maximus-Generatoren ist außerdem eine Hochstromdurchleuchtung für Dilatation möglich. Folgende Daten der Röntgenaufnahme sind im Fernsehbild eingeblendet:

- Fokus
- DL-Zeit
- Aufnahme-kV
- Aufnahmezeit
- ggf. Pausenzeiten

Alle Angaben ohne Gewähr

* Der Folgeband 5 der Schriftenreihe "Medizintechnik in Krankenhaus und Praxis" bietet eine ausführliche Übersicht aller auf dem deutschen Markt angebotenen Röntgenstrahler.

Gerätebeschreibung

C.H.F. Müller

Maximus TM 100

DM: 370 000,- bis 392 000,-
Marktübersicht: Seite 20
Gerätedaten: Seite 86 f.

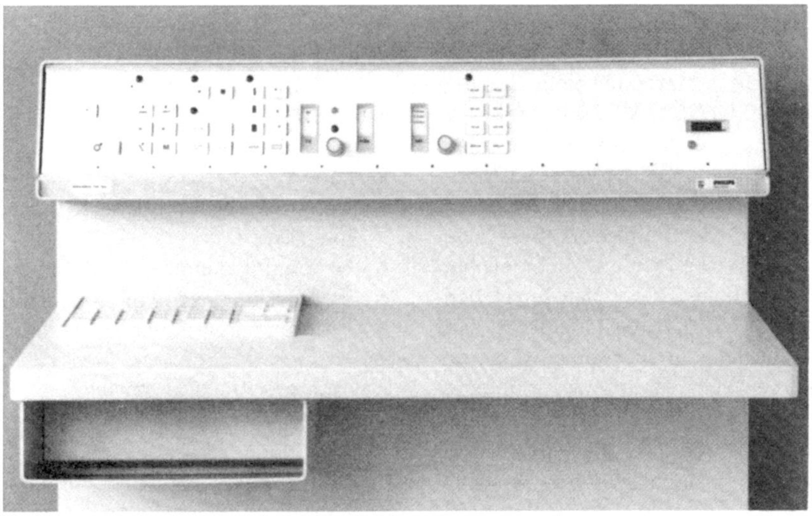

Allgemeine Beschreibung
Der Maximus TM 100 ist ein 100kW-Gleichspannungs-Generator mit einer schnellen Dosisleistungsregelung zur automatischen Belichtungssteuerung bei Tomographie, Wechslerbetrieb oder Bildverstärkerfotografie. Er wird mit einer Netzspannung von 380 V betrieben. Die minimale Schaltzeit beträgt 1 ms. Der Generator wird als Modulsystem (Baukastenprinzip) mit unterschiedlichen Bedienpulten angeboten. Maximal können mit dem Maximus TM 100 sechs Anwendungsgeräte betrieben werden. Es ist eine Erweiterung auf vier Strahleranschlüsse möglich. Zwei Nebenschaltpulte und ein Zielgerät sind anschließbar. Für den Betrieb werden die Röntgenröhren der Typen SRO 32/100 und SRM 35/100 vorgeschlagen.* Der Generator besitzt eine organbezogene programmierbare Aufnahmetechnik.

Optionen
- Röhrenlastanzeige
- separate Flächendosisprodukt-Anzeige
- Belichtungsautomatik
- Belichtungsautomatik für Schichtbetrieb

Bevorzugte Anwendung
- Routinediagnostik mit Bildverstärkerkamera
- Tomographie
- Angiographie mit Wechslertechnik und Bildverstärkerkamera

Besonderheiten
Aufgrund der schnellen Dosisleistungsregelung auch während der Aufnahme wird eine optimale Belichtung garantiert.

Alle Angaben ohne Gewähr
* Der Folgeband 5 der Schriftenreihe "Medizintechnik in Krankenhaus und Praxis" bietet eine ausführliche Übersicht aller auf dem deutschen Markt angebotenen Röntgenstrahler.

C.H.F. Müller

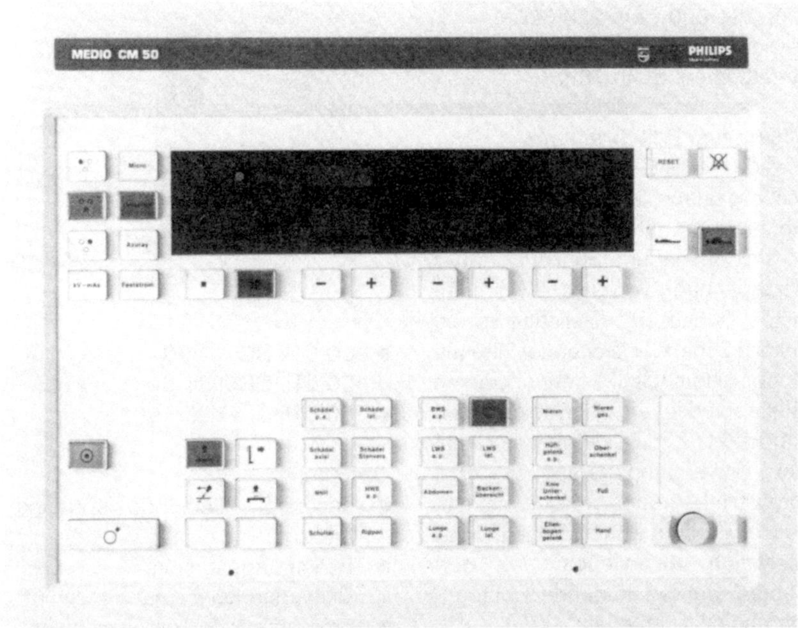

Medio CM 30
DM: 85 000,- bis 175 000,-
Marktübersicht: Seite 6
Gerätedaten: Seite 58 f.

Medio CM 50
DM: 112 000,- bis 205 000,-
Marktübersicht: Seite 10
Gerätedaten: Seite 66 f.

Medio CM 80
DM: 149 000,- bis 228 000,-
Marktübersicht: Seite 15
Gerätedaten: Seite 76 f.

Medio CM 100
DM: 191 000,- bis 293 000,-
Marktübersicht: Seite 19
Gerätedaten: Seite 84 f.

Gerätebeschreibung

Allgemeine Beschreibung
Die Medio-CM-Geräte sind Zwölfpuls-Generatoren mit einer Leistung von 30 kW, 50 kW, 80 kW und 100 kW bei einer Netzspannung von 380 V. Die minimale Schaltzeit (Belichtungszeit) beträgt 3 ms. Die Generatoren werden im Modulsystem (Baukastenprinzip) mit unterschiedlichen Bedienpulten angeboten. Ein Nebenschaltpult und ein Zielgerät sind zusätzlich anschließbar. Maximal können zur Zeit vier Anwendungsgeräte mit zwei Strahlern betrieben werden. Für den Betrieb werden folgende Röntgenröhren vorgeschlagen:

- CM 30: RO 12/30
- CM 50: SRO 25/50
- CM 80: SRO 33/100
- CM 100: SRO 32/100 *

Optionen
- Separate Flächendosisproduktmessung
- Belichtungsautomat
- Bildverstärker-Fernsehanschluß
- Programmierte Aufnahmetechnik

Bevorzugte Anwendung
- Routinediagnostik

Besonderheiten
Die Mikroprozessorsteuerung verhindert Fehleinstellungen, registriert Fehler, zeigt sie an und speichert sie ab. Eine programmierte Aufnahmetechnik ist sowohl für Kassettenaufnahmen mit und ohne Belichtungsautomatik als auch für BV-Kamera-Betrieb verwendbar. Der Mikroprozessor kann pro Organtaste bis zu vier völlig verschiedene Datensätze ohne Zwangszuordnung zu Schichtgerät oder BV-Kamera speichern. Eine einfache Selbstprogrammierung der Daten ist möglich.

Alle Angaben ohne Gewähr
* Der Folgeband 5 der Schriftenreihe "Medizintechnik in Krankenhaus und Praxis" bietet eine ausführliche Übersicht aller auf dem deutschen Markt angebotenen Röntgenstrahler.

C.H.F. Müller

Medio 30 CP
DM: 81 000,- bis 173 000,-
Marktübersicht: Seite 6
Gerätedaten: Seite 58 f.

Medio 50 CP
DM: 110 000,- bis 204 000,-
Marktübersicht: Seite 9
Gerätedaten: Seite 64 f.

Medio 80 CP
DM: 151 000,- bis 228 000,-
Marktübersicht: Seite 15
Gerätedaten: Seite 76 f.

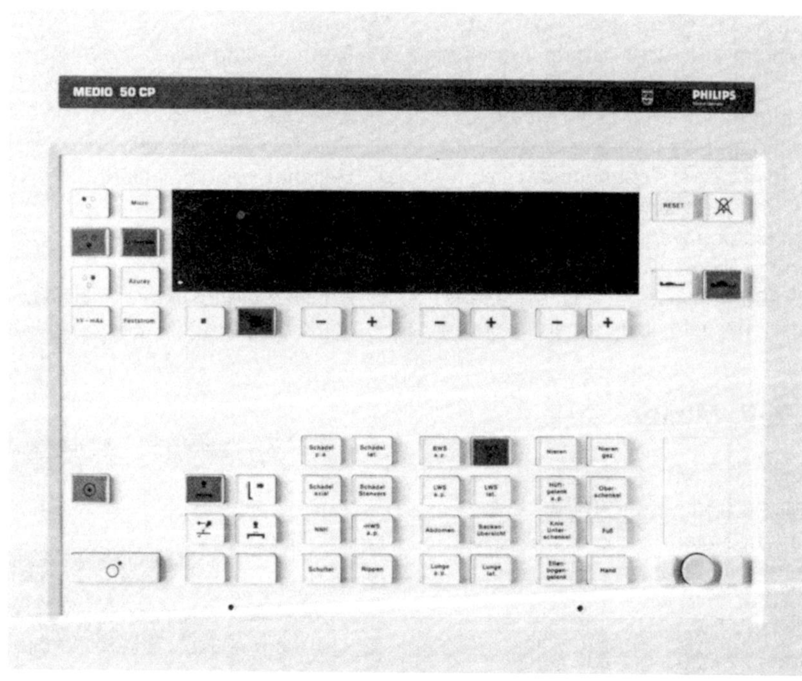

Allgemeine Beschreibung
Die Medio-CP-Geräte sind mikroprozessorgesteuerte Mittelfrequenz-Generatoren mit einer Leistung von 30 kW, 50 kW und 80 kW bei einer Netzspannung von 380 V. Die minimale Schaltzeit (Belichtungszeit) beträgt 3 ms. Der Generator wird als Modulsystem (Baukastenprinzip) mit unterschiedlichen Bedienpulten angeboten. Zur Zeit können maximal vier Anwendungsgeräte an zwei Strahlern betrieben werden. Ein Nebenschaltpult und ein Zielgerät sind zusätzlich anschließbar. Für den Betrieb werden folgende Röntgenröhren vorgeschlagen:

- 30 CP: RO 12/30
- 50 CP: SRO 25/50
- 80 CP: SRO 33/100

Optionen
- separate Flächendosisproduktmessung
- Belichtungsautomat
- Bildverstärker-Fernsehanschluß
- programmierte Aufnahmetechnik

Bevorzugte Anwendung
- Routinediagnostik

Besonderheiten
Die Elektronik- und Hochspannungsteile sind in einem Flachnormschrank integriert. Die Mikroprozessorsteuerung verhindert Fehleinstellungen, registriert Fehler, zeigt sie an und speichert sie ab. Eine program-

mierte Aufnahmetechnik ist sowohl für Kassettenaufnahmen mit und ohne Belichtungsautomatik als auch für BV-Kamera-Betrieb verwendbar.

Der Mikroprozessor kann pro Organtaste bis zu vier völlig verschiedene Datensätze von Aufnahmeparametern ohne eine zwangsweise Zuordnung zu Schichtgeräten oder Bildverstärkerkameras speichern. Eine einfache Selbstprogrammierung der Daten ist möglich.

C.H.F. Müller

Optimus M 200

DM: 440 000,- bis 735 000,-
Marktübersicht: Seite 24
Gerätedaten: Seite 94 f.

Allgemeine Beschreibung
Beim Optimus M 200 handelt es sich um einen programmierbaren Angiographie-Generator mit konstanter Gleichspannung nach den Empfehlungen der Kommission für klinische Kardiologie der Deutschen Gesellschaft für Herz- und Kreislaufforschung. Diese Art von Generatoren ist erforderlich, damit in der Angiographie kleinste Details trotz zum Teil hoher Geschwindigkeit des Kontrastmittels oder der Gefäße (z. B. Herz) mit optimalem Kontrast dargestellt werden können. Um dies zu gewährleisten, arbeitet der Optimus M 200 mit einer kV/mA-Regelung, die dafür sorgt, daß die optimale Filmschwärzung bei minimalem kV und maximalem Röhrenstrom erreicht wird. Um Filmszenen von Beginn an richtig zu belichten, arbeitet der Generator mit einer rechnergestützten Testschußautomatik, die selbständig die wichtigsten zum Organ gehörenden Aufnahmedaten einstellt. Der Rechner sorgt auch während der Aufnahmesequenz für optimale Bildqualität, unabhängig von der Einstrahlrichtung oder der Objektänderung im Strahlengang. Damit die jeweilige Röntgenröhre auch bei niedrigen kV-Werten bis zu ihrer Leistungsgrenze genutzt werden kann, ist der Röhrenstrom bis 3000 mA steigerbar.

Optionen
- Zweiebenenausbau

Bevorzugte Anwendung
- Angiokardiographie
- Kardiologie

Besonderheiten
Der Generator verfügt über eine Testschußautomatik, eine automatische kV/mA-Regelung während der Aufnahme, eine Kontrastautomatik, einen Analogrechner sowie Einknopfbedienung für die Angiographie.

Alle Angaben ohne Gewähr

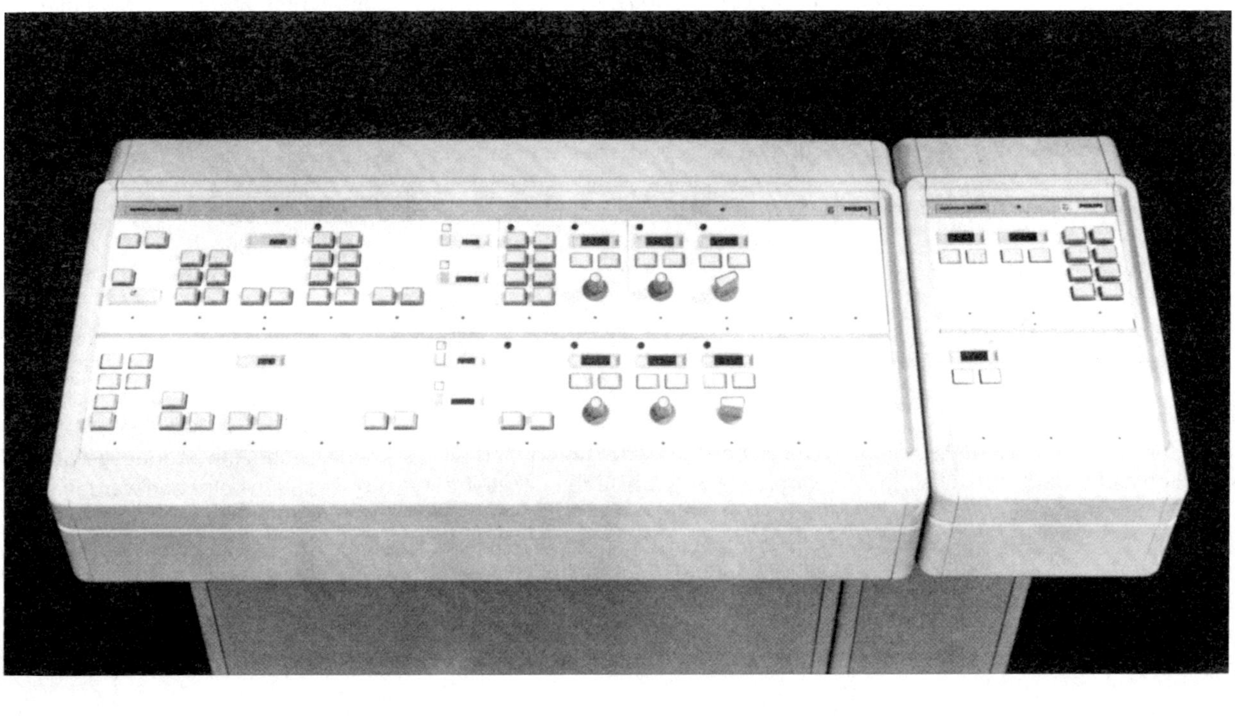

tkb Gerätebeschreibung

C.H.F. Müller

Super CM 50
DM: 204 000,- bis 284 000,-
Marktübersicht: Seite 11
Gerätedaten: Seite 68 f.

Super CM 80
DM: 231 000,- bis 316 000,-
Marktübersicht: Seite 16
Gerätedaten: Seite 78 f.

Super CM 100
DM: 290 000,- bis 352 000,-
Marktübersicht: Seite 20
Gerätedaten: Seite 86 f.

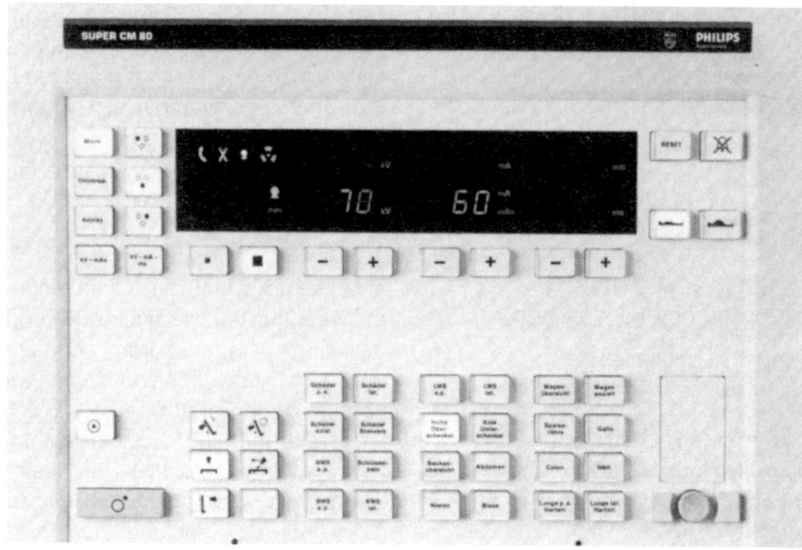

Allgemeine Beschreibung
Die Super-CM-Geräte sind Zwölfpuls-Generatoren mit einer Leistung von 50 kW, 80 kW und 100 kW. Sie sind mikroprozessorgesteuert und für eine Netzspannung von 380 V ausgelegt. Die minimale Schaltzeit (Belichtungszeit) beträgt 1 ms. Die Generatoren werden als Modulsystem (Baukastenprinzip) mit unterschiedlichen Bedienpulten angeboten. Maximal können sechs Anwendungsgeräte an drei Strahlern betrieben werden. Drei Nebenschaltpulte und ein Zielgerät sind zusätzlich anschließbar. Für den Betrieb werden folgende Röntgenröhren vorgeschlagen:

- CM 50: SRO 25/50
- CM 80: SRO 33/100
- CM 100: SRO 32/100, SRM 35/100

Optionen
- Flächendosisprodukt-Ermittlung
- Drucker für Patientendaten nach § 29 RÖV
- Einblendung von Untersuchungsdaten im TV-Monitor
- Belichtungsautomat
- durchleuchtungsgesteuerte Aufnahmetechnik
- programmierte Aufnahmetechnik

Bevorzugte Anwendung
- Routinediagnostik
- Kombinationsangiographie

Besonderheiten
Die Mikroprozessorsteuerung sorgt für den Röhrenüberlastschutz, verhindert Fehleinstellungen, registriert Systemfehler, zeigt sie an und speichert sie ab. Für Zielaufnahmen kann der Super CM die Aufnahmedaten aus der vorangegangenen Durchleuchtung automatisch ableiten. Die programmierte Aufnahmetechnik läßt sich sowohl für Kassettenaufnahmen mit und ohne Belichtungsautomatik als auch für BV-Technik und Wechslerbetrieb verwenden. Der Mikroprozessor kann pro Organtaste bis zu sechs völlig verschiedene Datensätze speichern – ohne Zwangszuordnung zu Schichtgerät oder BV-Kamera. Eine einfache Selbstprogrammierung ist gewährleistet. Die Einblendung folgender Daten im Fensehbild ist möglich:
- Fokus
- DL-Zeit
- Aufnahme-kV
- Aufnahmezeit
- ggf. Pausenzeiten

C.H.F. Müller

Super 50 CP
DM: 204 000,- bis 312 000,-
Marktübersicht: Seite 11
Gerätedaten: Seite 68 f.

Super 80 CP
DM: 225 000,- bis 344 000,-
Marktübersicht: Seite 15
Gerätedaten: Seite 76 f.

Allgemeine Beschreibung

Die Super-CP-Generatoren sind mikroprozessorgesteuerte Mittelfrequenz-Generatoren mit einer Leistung von 50 kW und 80 kW für eine Netzspannung von 380 V. Die minimale Schaltzeit (Belichtungszeit) beträgt 1 ms. Die Generatoren werden als Modulsystem (Baukastenprinzip) mit unterschiedlichen Bedienpulten angeboten. Maximal können acht Anwendungsgeräte an drei Strahlern betrieben werden. Drei Nebenschaltpulte und ein Zielgerät sind zusätzlich anschließbar. Für den Betrieb des 50 CP werden die Röhren SRO 25/50 und SRM 15/50 vorgeschlagen, für den 80 CP die Typen SRO 33/100 und SRM 35/100.*

Optionen
- Duplexbetrieb
- Flächendosisprodukt-Ermittlung
- Drucker für Patientendaten nach § 29 RÖV
- Einblendung von Untersuchungsdaten im TV-Monitor
- EDV-On-Line-Anschluß (Rados)
- Belichtungsautomat
- durchleuchtungsgesteuerte Aufnahmetechnik
- programmierte Aufnahmetechnik

Bevorzugte Anwendung
- Routinediagnostik
- Kombinationsangiographie
- EDV-gestützte Röntgenabteilungen

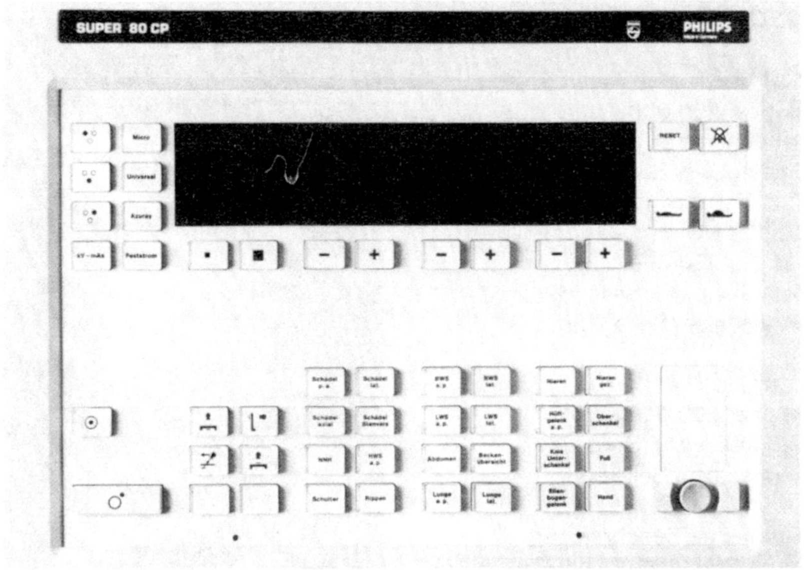

Besonderheiten
Die Mikroprozessorsteuerung sorgt für einen Röhrenüberlastschutz, verhindert Fehleinstellungen, registriert Systemfehler, zeigt sie an und speichert sie ab. Für Zielaufnahmen können die Super-CP-Generatoren die Aufnahmedaten aus der vorangegangenen Durchleuchtung automatisch ableiten. Ein On-Line-Betrieb ist mit Rados, dem EDV-System für die Röntgenabteilung, möglich. Eine Hochstromdurchleuchtung für Dilatation läßt sich mit diesen Generatoren versorgen. Eine einfache Selbstprogrammierung ist gewährleistet. Die programmierte Aufnahmetechnik läßt sich sowohl für Kassettenaufnahmen mit und ohne Belichtungsautomatik als auch für BV-Technik und Wechslerbetrieb verwenden. Der Mikroprozessor kann pro Organtaste bis zu sechs völlig verschiedene Datensätze ohne Zwangszuordnung zu Schichtgerät oder BV-Kamera speichern. Die Einblendung folgender Daten im Fernsehbild ist möglich:
- Fokus
- DL-Zeit
- Aufnahme-kV
- Aufnahmezeit
- ggf. Pausenzeiten

Alle Angaben ohne Gewähr

* Der Folgeband 5 der Schriftenreihe "Medizintechnik in Krankenhaus und Praxis" bietet eine ausführliche Übersicht aller auf dem deutschen Markt angebotenen Röntgenstrahler.

C.H.F. Müller

Super 702

DM: o. A.

Marktübersicht: Seite 12

Gerätedaten: Seite 70 f.

Allgemeine Beschreibung
Der Super 702 ist ein Sechspuls-Generator mit einer Leistung von 50 kW bei 90 kV und 600 mA. Das Gerät wird mit einer Netzspannung von 380 V betrieben. Die minimale Schaltzeit (Belichtungszeit) beträgt 5 ms, mit Belichtungsautomatik 10 ms. Maximal können sechs Anwendungsgeräte an drei Strahlern betrieben werden, Nebenschaltpulte sind nicht vorgesehen. Für den Betrieb wird die Röntgenröhre des Typs RO 12/30 und RO 30/50 vorgeschlagen. Ein Drehanodenanlaßgerät und eine Belichtungsautomatik sind vorhanden.

Anwendung
- Facharztpraxen

Besonderheiten
Der Super 702 ist speziell für Facharztpraxen konzipiert worden.

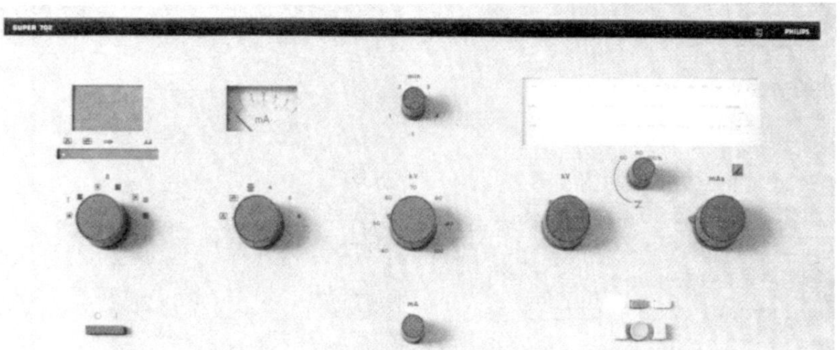

tkb Gerätebeschreibung

Elscint

ESP 60
DM: ca. 200 000,-
Marktübersicht: Seite 18
Gerätedaten: Seite 82 f.

ESP 100
DM: ca. 200 000,-
Marktübersicht: Seite 22
Gerätedaten: Seite 90 f.

ESP 125
DM: ca. 200 000,-
Marktübersicht: Seite 22
Gerätedaten: Seite 90 f.

Allgemeine Beschreibung
Die ESP-Geräte sind Zwölfpuls-Generatoren mit einer Leistung von 94 kW, 113 kW und 123 kW bei 150 kV und 640 mA. Sie sind mikroprozessorgesteuert und arbeiten an einer Netzspannung von 208/550 V und 340/550 V. Die minimale Schaltzeit (Belichtungszeit) beträgt 2 ms. Das Bedienfeld ist als Winkelgehäuse ausgeführt. Zwei Nebenschaltpulte und ein Zielgerät sind anschließbar. Maximal können 13 Anwendungsgeräte mit drei Strahlern betrieben werden. Ein Drehanodenanlaßgerät und eine Röhrenlastanzeige sind vorhanden. Die Generatoren besitzen eine organbezogene programmierbare Aufnahmetechnik.

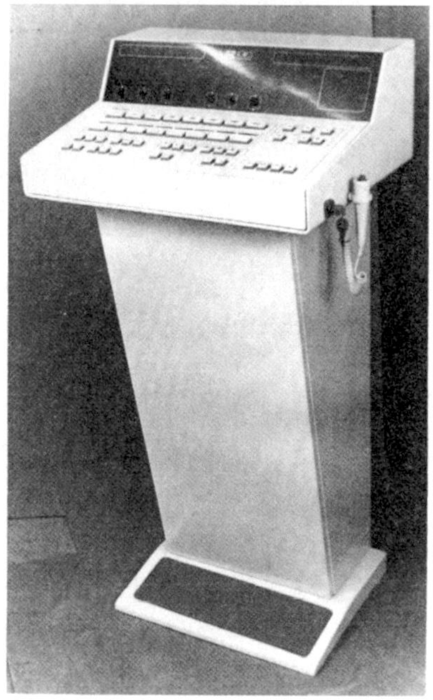

Optionen
- Flächendosisprodukt-Anzeige
- elektrischer Drucker

Bevorzugte Anwendung
- Routinediagnostik
- Digitale Subtraktionsangiographie

Besonderheiten
Der Generator verfügt über einen EDV-Anschluß.

Elscint

Taurus LS 75
DM: ca. 140 000,-
Marktübersicht: Seite 13
Gerätedaten: Seite 72 f.

Taurus LS 85
DM: ca. 140 000,-
Marktübersicht: Seite 13
Gerätedaten: Seite 72 f.

Taurus LS 125
DM: ca. 140 000,-
Marktübersicht: Seite 18
Gerätedaten: Seite 82 f.

Allgemeine Beschreibung
Die Taurus-Geräte LS 75 und LS 85 sind Sechspuls-Generatoren mit einer Leistung von 65 kW und 75 kW bei 100 kV und 750 mA und 850 mA. Der LS 125 ist ein Zwölfpuls-Generator mit einer Leistung von 113 kW bei 90 kV und 1250 mA. Die Generatoren werden mit einer Netzspan-

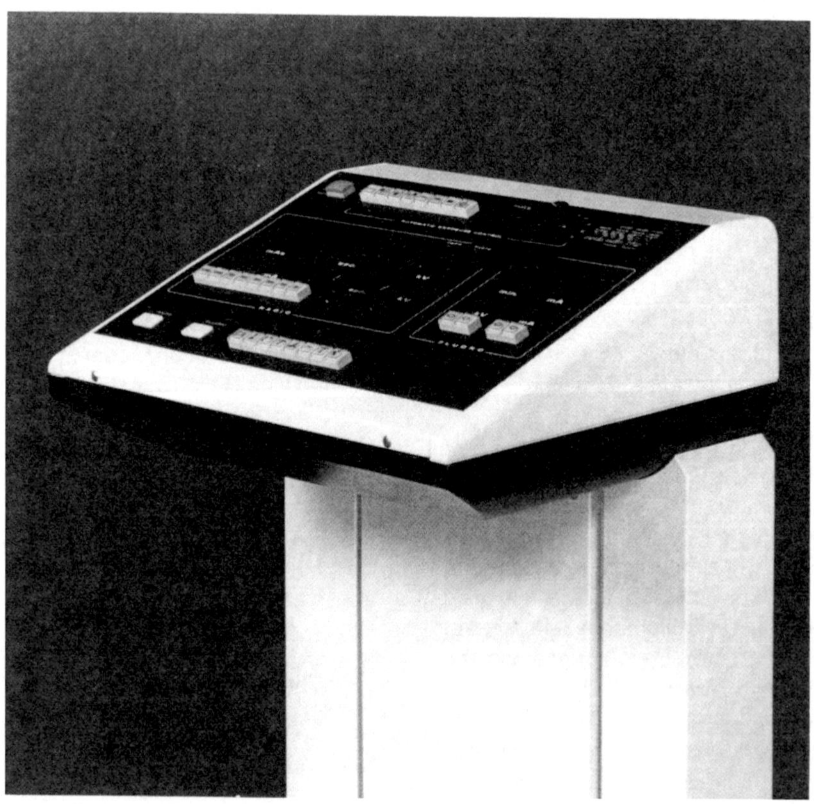

Gerätebeschreibung

nung von 220/380/440 V betrieben. Die minimale Schaltzeit (Belichtungszeit) beträgt 3 ms. Das Bedienfeld ist als Winkelpultgehäuse ausgeführt. Maximal können acht Anwendungsgeräte angeschlossen werden. Weiterhin besteht die Möglichkeit, bis zu vier Strahler anzuschließen. Ein Drehanodenanlaßgerät ist vorhanden.

Optionen
- Flächendosisprodukt-Anzeige
- Belichtungsautomatik

Bevorzugte Anwendung
- Routinediagnostik

Besonderheiten
Der Generator verfügt nur über eine Dreipunkt-Einstelltechnik.

Alle Angaben ohne Gewähr

General Electric

MPX 80
DM: o. A.
Marktübersicht: Seite 17
Gerätedaten: Seite 80 f.

MPX 100
DM: o. A.
Marktübersicht: Seite 21
Gerätedaten: Seite 88 f.

MPX 125
DM: o. A.
Marktübersicht: Seite 22
Gerätedaten: Seite 90 f.

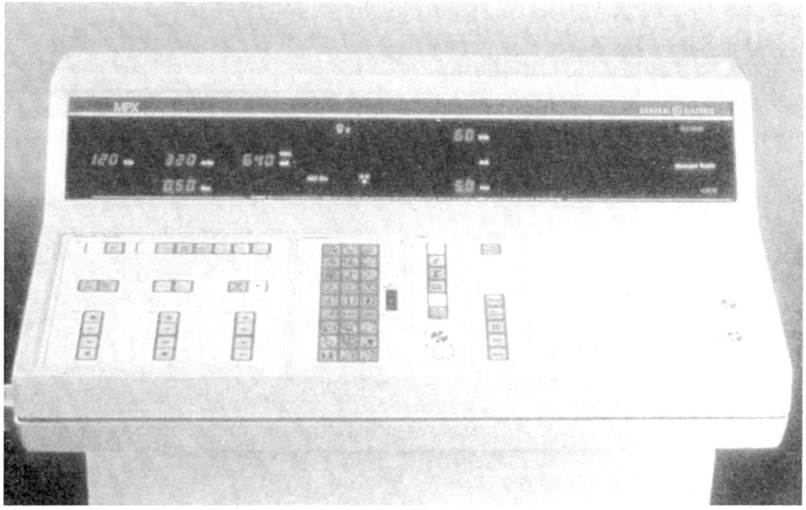

Allgemeine Beschreibung
Die MPX-Geräte sind Zwölfpuls-Generatoren mit einer Leistung von 80 kW, 100 kW und 125 kW bei 100 kV und 800 mA, 1000 mA und 1250 mA. Es sind mikroprozessorgesteuerte Generatoren mit einer Netzspannung von 380/480 V. Die minimale Schaltzeit (Belichtungszeit) beträgt 1 ms. Die Geräte werden als Modulsystem (Baukastenprinzip) angeboten. Das Bedienfeld ist als Winkelpultgehäuse ausgeführt. Zur Zeit sind vier Nebenschaltpulte zusätzlich anschließbar. Maximal können sieben Anwendungsgeräte betrieben werden, eine Erweiterung auf vier Strahleranschlüsse ist möglich. Ein Drehanodenanlaßgerät ist vorhanden. Der Generator verfügt über eine organbezogene programmierbare Aufnahmetechnik, eine Belichtungsautomatik auch für Schichtaufnahmen, Fehlermeldung sowie Dosisleistungsregelung.

Optionen
- Flächendosisprodukt-Anzeige
- elektronischer Drucker
- EDV-Anschluß

Bevorzugte Anwendung
- Routinediagnostik
- Mammographie
- Angiographie

Alle Angaben ohne Gewähr

General Electric

MSX 50
DM: o. A.
Marktübersicht: Seite 11
Gerätedaten: Seite 68 f.

MSX 80
DM: o. A.
Marktübersicht: Seite 17
Gerätedaten: Seite 80 f.

MSX 100
DM: o. A.
Marktübersicht: Seite 21
Gerätedaten: Seite 88 f.

MSX 125
DM: o. A.
Marktübersicht: Seite 23
Gerätedaten: Seite 92 f.

Allgemeine Beschreibung
Die MSX-Geräte sind Zwölfpuls-Generatoren mit einer Leistung von 50 kW, 80 kW, 100 kW und 125 kW bei 100 kV und 500 mA, 800 mA, 1000 mA und 1250 mA. Es sind mikroprozessorgesteuerte Generatoren mit einer Netzspannung von 360/480 V. Die minimale Schaltzeit

Gerätebeschreibung

(Belichtungszeit) beträgt 1 ms. Die Geräte werden als Modulsystem (Baukastenprinzip) angeboten. Das Bedienfeld ist als Winkelpultgehäuse ausgeführt. Maximal können sieben Anwendungsgeräte betrieben werden, eine Erweiterung auf drei – bzw. vier beim MSX 125 – Strahleranschlüsse ist möglich. Ein Drehanodenanlaßgerät ist vorhanden. Der Generator verfügt über eine organbezogene programmierbare Aufnahmetechnik, eine Belichtungsautomatik auch für Schichtaufnahmen, Fehlermeldung und über eine Dosisleistungsregelung.

Optionen
- Flächendosisprodukt-Anzeige

Bevorzugte Anwendung
- Routinediagnostik
- Mammographie

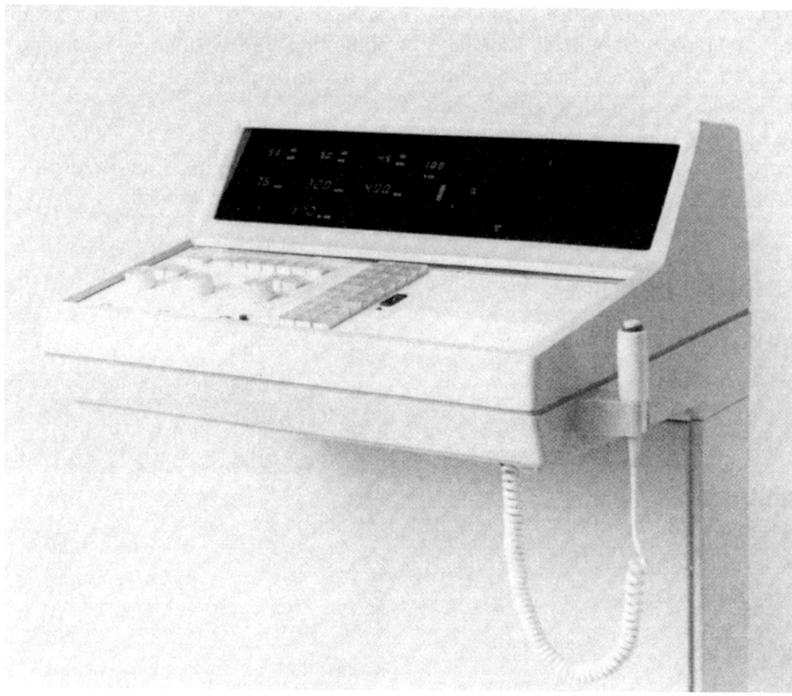

Fritz Hofmann

Selector 30
DM: ab 69 560,-
Marktübersicht: Seite 6
Gerätedaten: Seite 58 f.

Allgemeine Beschreibung
Der Selector 30 ist ein Sechspuls-Generator mit einer Leistung von 30 kW bei 100 kV und 315 mA. Er ist ein in Analogrechentechnik elektronisch gesteuerter Generator in Modulbauweise. Die minimale Schaltzeit (Belichtungszeit) beträgt 5 ms. Das Bedienfeld ist als Standpult oder für die Wandmontage ausgeführt, kann aber auch in der Frontseite des Normschranks, wo sich Steuer- und Schalteinrichtungen befinden, untergebracht werden. Ein Nebenschaltpult, zwei Strahleranschlüsse und acht Anwendungsgeräte können damit betrieben werden. Ein Drehanodenanlaßgerät ist ebenso vorhanden wie eine Belichtungsautomatik, die auch zum Schichten eingesetzt werden kann. Der Generator verfügt über eine organbezogene programmierbare Aufnahmetechnik und über eine Dosisleistungsregelung.

Optionen
- Röhrenlastanzeige
- Flächendosisprodukt-Anzeige
- Nachaufnahmeanzeige

Bevorzugte Anwendung
- Routinediagnostik
- Mammographie

Alle Angaben ohne Gewähr

Fritz Hofmann

Selector 50 E
DM: ab 59 380,-
Marktübersicht: Seite 8
Gerätedaten: Seite 62 f.

Selector 50/125
DM: ab 73 130,-
Marktübersicht: Seite 8
Gerätedaten: Seite 62 f.

Selector 50/150
DM: ab 83 200,-
Marktübersicht: Seite 9
Gerätedaten: Seite 64 f.

Allgemeine Beschreibung
Die Selector-Generatoren haben eine Leistung von 50 kW bei 100 kV und 530 mA. Der Selector 50/125 ist ein Sechspuls-Generator, der Selector 50 E ist in Sechs- und Zwölfpuls-Ausführung lieferbar, der Selector 50/150 ist als Zwölfpuls-Generator erhältlich. Die Geräte sind in Analogrechentechnik gesteuerte Generatoren in Modulbauweise mit einer Netzspannung von 380/480 V. Die minimale Schaltzeit (Belichtungszeit)

Gerätebeschreibung

beträgt 5 ms. Die Bedienfelder sind als Standpult oder für Wandmontage ausgeführt oder werden in der Frontseite des Normschranks, wo sich Steuer- und Schalteinrichtungen befinden, untergebracht. Maximal können zwei Nebenschaltpulte, drei Strahleranschlüsse und acht Anwendungsgeräte betrieben werden. Ein Drehanodenanlaßgerät ist ebenso vorhanden wie eine Belichtungsautomatik, die auch zum Schichten geeignet ist. Der Selector verfügt über eine organbezogene programmierbare Aufnahmetechnik und über eine Dosisleistungsregelung.

Optionen
- Röhrenlastanzeige
- Flächendosisprodukt-Anzeige
- Nachaufnahmeanzeige

Bevorzugte Anwendung
- Routinediagnostik
- Mammographie (außer Selector 50 E)

Alle Angaben ohne Gewähr

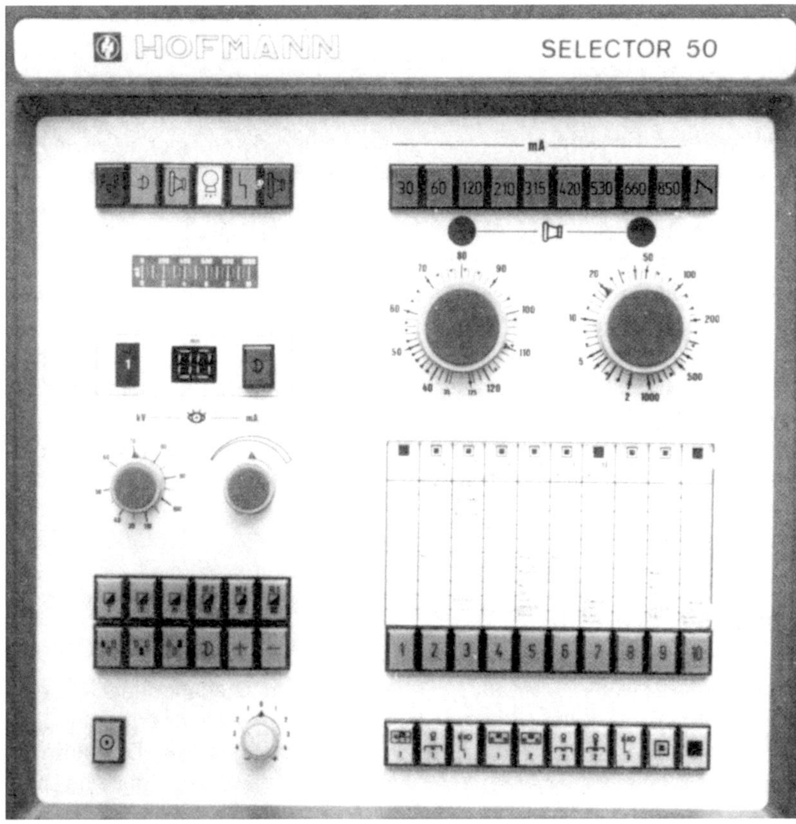

Fritz Hofmann

Selector 80/150 T
DM: ab 111 300,-
Marktübersicht: Seite 14
Gerätedaten: Seite 74 f.

Selector 100/150 T
DM: ab 129 600,-
Marktübersicht: Seite 18
Gerätedaten: Seite 82 f.

Allgemeine Beschreibung
Der Selector 80/150 T und der Selector 100/150 T sind Zwölfpuls-Generatoren mit einer Leistung von 80 kW bei 100 kV und 850 mA bzw. 100 kW bei 100 kV und 1000 mA. Sie sind mikroprozessorgesteuerte Generatoren in Modulbauweise mit einer Netzspannung von 380/480 V. Die minimale Schaltzeit (Belichtungszeit) beträgt 3 ms. Das Bedienfeld der Selector-Generatoren ist als Standpult oder für die Wandmontage ausgeführt oder kann in der Frontseite des Normschranks, wo sich Steuer- und Schalteinrichtungen befinden, untergebracht werden. Zwei Nebenschaltpulte sind anschließbar, drei Strahleranschlüsse sind vorhanden. Es können acht Anwendungsgeräte betrieben werden. Ein Drehanodenanlaßgerät ist ebenso vorhanden wie eine Belichtungsautomatik, die auch zum Schichten eingesetzt werden kann. Der Generator verfügt über eine organbezogene programmierbare Aufnahmetechnik und über eine Dosisleistungsregelung.

Optionen
- Röhrenlastanzeige
- Flächendosisprodukt-Anzeige
- Nachaufnahmeanzeige

Bevorzugte Anwendung
- Routinediagnostik
- Mammographie
- Digitale Subtraktionsangiographie

Alle Angaben ohne Gewähr

Gerätebeschreibung

Fritz Hofmann

Selector 80/150

DM: ab 95 800,-
Marktübersicht: Seite 14
Gerätedaten: Seite 74 f.

Allgemeine Beschreibung
Der Selector 80/150 ist ein Zwölfpuls-Generator mit einer Leistung von 80 kW bei 100 kV und 850 mA. Er ist ein in Analogrechentechnik elektronisch gesteuerter Generator in Modulbauweise mit einer Netzspannung von 380/480 V. Die minimale Schaltzeit (Belichtungszeit) beträgt 5 ms. Das Bedienfeld ist als Standpult oder für die Wandmontage ausgeführt, kann aber auch in der Frontseite des Normschranks, wo sich Steuer- und Schalteinrichtungen befinden, untergebracht werden. Zwei Nebenschaltpulte sind anschließbar, drei Strahleranschlüsse sind vorhanden. Zur Zeit können damit acht Anwendungsgeräte betrieben werden. Ein Drehanodenanlaßgerät ist ebenso vorhanden wie eine Belichtungsautomatik, die auch zum Schichten eingesetzt werden kann. Der Generator verfügt über eine organbezogene programmierbare Aufnahmetechnik und über eine Dosisleistungsregelung.

Optionen
- Röhrenlastanzeige
- Flächendosisprodukt-Anzeige
- Nachaufnahmeanzeige

Bevorzugte Anwendung
- Routinediagnostik
- Mammographie

Alle Angaben ohne Gewähr

Fritz Hofmann

SR 400 E

DM: ab 42 970,-
Marktübersicht: Seite 6
Gerätedaten: Seite 58 f.

SR 450 E

DM: ab 44 970,-
Marktübersicht: Seite 7
Gerätedaten: Seite 60 f.

SR 452

DM: ab 47 660,-
Marktübersicht: Seite 8
Gerätedaten: Seite 62 f.

Allgemeine Beschreibung
Die Generatoren SR 400 E, SR 450 E und SR 452 sind Sechspuls-Generatoren mit einer Leistung von 30 bis 50 kW bei 100 kV und 320 bis 530 mA. Sie werden mit einer Netzspannung von 380 V betrieben. Die minimal vorwählbare Schaltzeit (Belichtungszeit) beträgt 10 ms, mit Belichtungsautomatik 5 ms. Das Bedienfeld ist als Flachpultgehäuse ausgeführt, Nebenschaltpulte sind nicht vorgesehen. Maximal können sechs Anwendungsgeräte betrieben werden, beim SR 452 mit zwei Röntgenstrahlern, beim SR 400 E und beim SR 450 E mit einem Röntgenstrahler. Ein Drehanodenanlaßgerät ist ebenso vorhanden wie eine Belichtungsautomatik. Die Aufnahmeparameter werden über eine Dreipunkttechnik eingestellt.

Optionen
- Dosisleistungsregelung
- Flächendosisprodukt-Anzeige
- Röhrenlastanzeige

Bevorzugte Anwendung
- Routinediagnostik
- Mammographie (SR 452)

Besonderheiten
Die Generatoren sind vorzugsweise für Facharztpraxen geeignet.

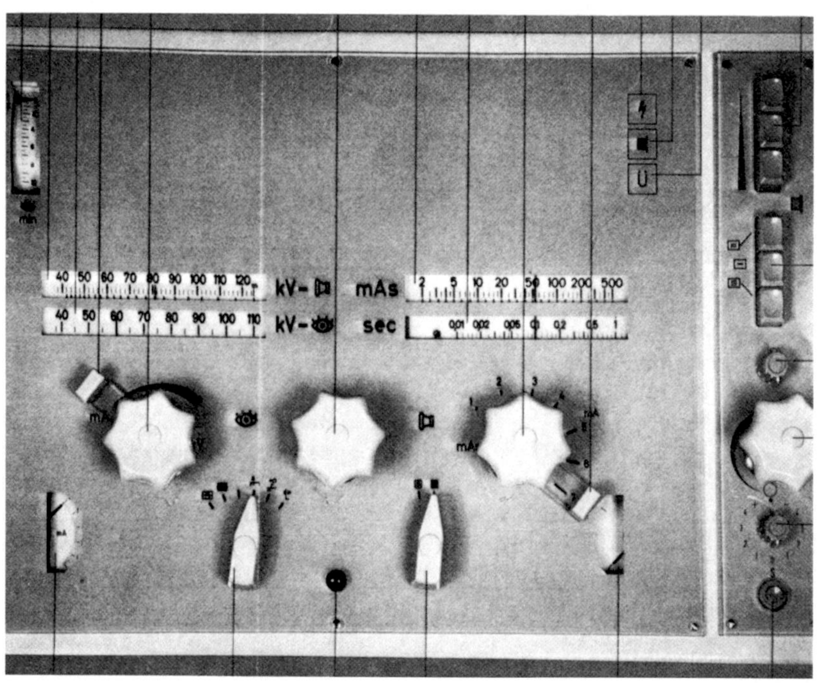

Gerätebeschreibung

Picker International

Anatomatic 40

DM: 72 175,- bis 82 100,-
Marktübersicht: Seite 7
Gerätedaten: Seite 60 f.

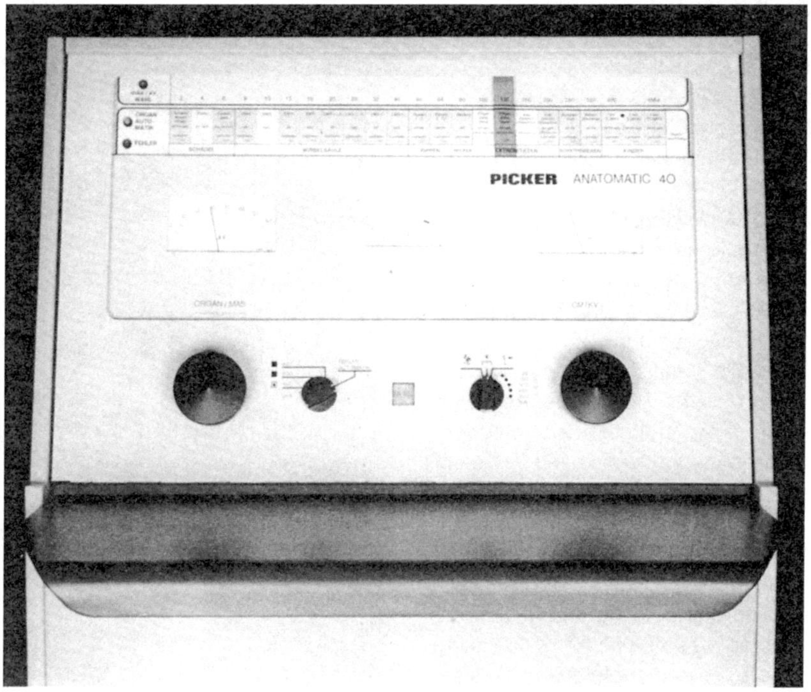

Allgemeine Beschreibung
Der Anatomatic 40 ist ein Zwölfpuls-Generator mit einer Leistung von 40 kW bei 100 kV und 400 mA und einer Netzspannung von 380 V. Die minimale Schaltzeit (Belichtungszeit) beträgt 20 ms. Das Bedienfeld ist in einem Standpultgehäuse integriert. Nebenschaltpulte sind nicht anschließbar. Maximal können mit dem Anatomatic 40 drei Anwendungsgeräte betrieben werden. Zwei Strahleranschlüsse sind vorgesehen. Für den Betrieb werden der Röntgenstrahler des Typs PX 1431 und andere leistungsgleiche Fabrikate vorgeschlagen.* Ein Drehanodenanlaßgerät für 50 Hz und eine Fehlermeldung sind vorhanden. Der Generator verfügt außerdem über eine organbezogene programmierbare Aufnahmetechnik und Zweipunkttechnik.

Optionen
- Belichtungsautomatik
- Tomo-mA-Wähler

Bevorzugte Anwendung
- Routinediagnostik

Besonderheiten
Die Nachrüstung der Belichtungsautomatik ist ab der Serien-Nr. 140 001 möglich.

Alle Angaben ohne Gewähr

Picker International

Anatomatic 50 R/F

DM: 81 580,- bis 91 085,-
Marktübersicht: Seite 9
Gerätedaten: Seite 64 f.

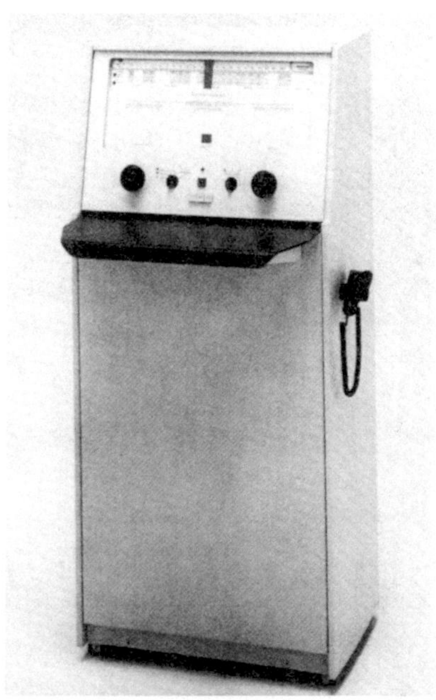

Allgemeine Beschreibung
Der Anatomatic 50 R/F ist ein Zwölfpuls-Generator mit einer Leistung von 50 kW bei 100 kV und 500 mA und einer Netzspannung von 380 V. Die minimale Schaltzeit (Belichtungszeit) beträgt 20 ms. Das Bedienfeld ist in einem Standpultgehäuse integriert. Nebenschaltpulte sind nicht anschließbar. Maximal können mit dem Anatomatic 50 R/F drei Anwendungsgeräte betrieben werden. Zwei Strahleranschlüsse sind vorhanden. Für den Betrieb werden der Röntgenstrahler des Typs PX 1431 und andere leistungsgleiche Fabrikate vorgeschlagen.* Der Generator verfügt über eine organbezogene programmierbare Aufnahmetechnik und die Zweipunkttechnik. Belichtungsautomatik, Fehlermeldung und ein Drehanodenanlaßgerät für 50 Hz sind in der Grundausstattung enthalten.

Optionen
- Tomo-mA-Wähler

Bevorzugte Anwendung
- Routinediagnostik

Alle Angaben ohne Gewähr

* Der Folgeband 5 der Schriftenreihe "Medizintechnik in Krankenhaus und Praxis" bietet eine ausführliche Übersicht aller auf dem deutschen Markt angebotenen Röntgenstrahler.

tkb Gerätebeschreibung

Picker International

Anatomatic 50

DM: 74 275,- bis 85 535,-
Marktübersicht: Seite 8
Gerätedaten: Seite 62 f.

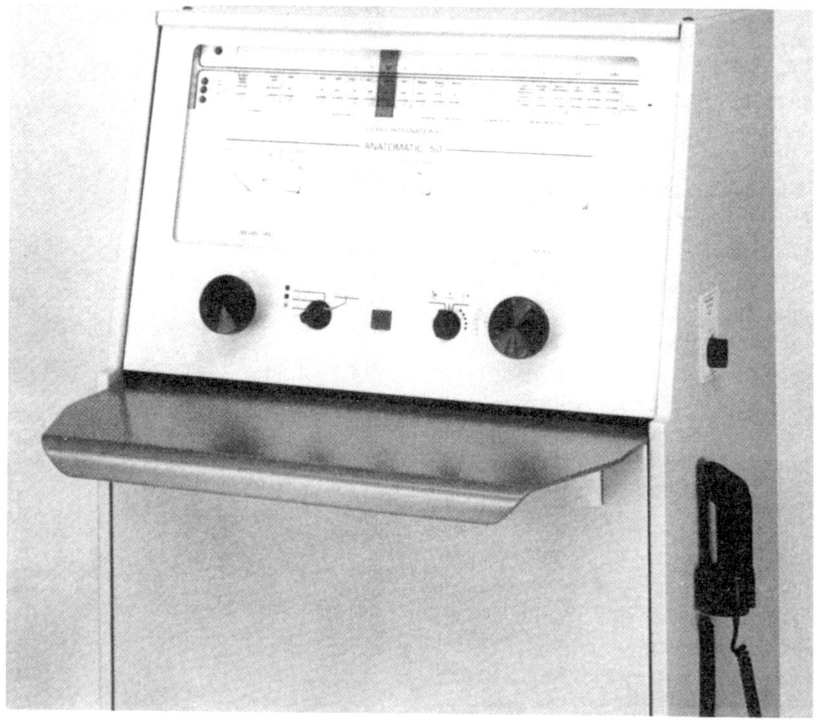

Allgemeine Beschreibung
Der Anatomatic 50 ist ein Zwölfpuls-Generator mit einer Leistung von 50 kW bei 100 kV und 500 mA und einer Netzspannung von 380 V. Die minimale Schaltzeit (Belichtungszeit) beträgt 20 ms. Das Bedienfeld ist in einem Standpultgehäuse integriert. Nebenschaltpulte sind nicht anschließbar. Maximal können mit dem Anatomatic 50 drei Anwendungsgeräte betrieben werden. Zwei Strahleranschlüsse sind vorhanden. Für den Betrieb werden der Röntgenstrahler des Typs PX 1431 und andere leistungsgleiche Fabrikate vorgeschlagen.* Ein Drehanodenanlaßgerät für 50 Hz ist vorhanden. Der Generator verfügt außerdem über eine organbezogene programmierbare Aufnahmetechnik und Zweipunkttechnik. Belichtungsautomatik und Fehlermeldung sind in der Grundausstattung enthalten.

Optionen
- Tomo-mA-Wähler

Bevorzugte Anwendung
- Routinediagnostik

Alle Angaben ohne Gewähr
* Der Folgeband 5 der Schriftenreihe "Medizintechnik in Krankenhaus und Praxis" bietet eine ausführliche Übersicht aller auf dem deutschen Markt angebotenen Röntgenstrahler.

Picker International

Transix 800 S

DM: 130 755,- bis 155 580,-
Marktübersicht: Seite 14
Gerätedaten: Seite 74 f.

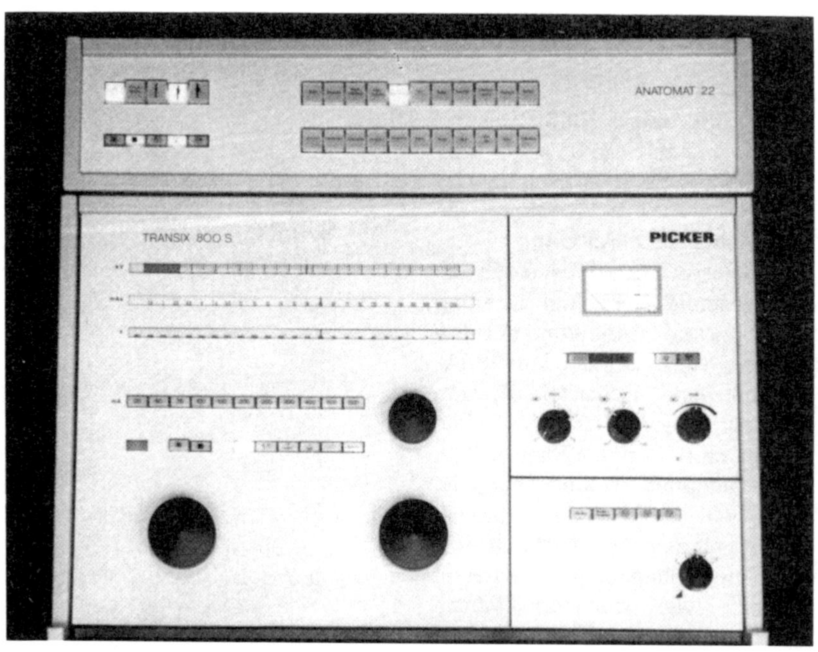

Allgemeine Beschreibung
Der Transix 800 S ist ein Zwölfpuls-Generator mit einer Leistung von 80 kW bei 100 kV und 800 mA und einer Netzspannung von 380/480 V. Die minimale Schaltzeit (Belichtungszeit) beträgt 3 ms. Das Bedienfeld ist in einem Standpultgehäuse integriert. Nebenschaltpulte sind nicht anschließbar. Maximal können mit dem Transix 800 S sechs Anwendungsgeräte betrieben werden, drei Strahleranschlüsse sind vorgesehen. Für den Betrieb werden die

Gerätebeschreibung

Röntgenstrahler PX 1431, PX 1482 und andere leistungsgleiche Fabrikate vorgeschlagen.* Ein Drehanodenanlaßgerät ist ebenso vorhanden wie eine organbezogene programmierbare Aufnahmetechnik. Des weiteren verfügt der Generator über eine Belichtungsautomatik, eine Fehlermeldung und eine Dosisleistungsregelung.

Optionen
- Anatomat 22

Bevorzugte Anwendung
- Routinediagnostik
- Mammographie
- Angiographie
- Digitale Subtraktionsangiographie

Besonderheiten
Der Transix 800 S ist mit einem Dual-Überlastungsschutz ausgerüstet.

Picker International

Transix 1000 S
DM: 148 460,- bis 174 340,-
Marktübersicht: Seite 17
Gerätedaten: Seite 80 f.

Allgemeine Beschreibung
Der Transix 1000 S ist ein Zwölfpuls-Generator mit einer Leistung von 90 kW bei 90 kV und 1000 mA bei einer Netzspannung von 380/438 V. Die minimale Schaltzeit (Belichtungszeit) beträgt 3 ms. Das Bedienfeld ist in einem Standpultgehäuse integriert. Nebenschaltpulte sind nicht anschließbar. Maximal können mit dem Transix 1000 S sechs Anwendungsgeräte betrieben werden, drei Strahleranschlüsse sind vorgesehen. Für den Betrieb werden Röntgenstrahler der Typen PX 1431, PX 1482 und andere leistungsgleiche Fabrikate vorgeschlagen. Ein Drehanodenanlaßgerät und eine organbezogene programmierbare Aufnahmetechnik sind vorhanden. Des weiteren verfügt das Gerät über eine Belichtungsautomatik, eine Fehlermeldung und eine Dosisleistungsregelung.

Optionen
- Anatomat 22

Bevorzugte Anwendung
- Routinediagnostik
- Mammographie
- Angiographie
- Digitale Subtraktionsangiographie

Besonderheiten
Der Transix 1000 S ist mit einem Dual-Überlastungsschutz ausgerüstet.

Picker International

Vector 70
DM: 162 095,- bis 178 750,-
Marktübersicht: Seite 13
Gerätedaten: Seite 72 f.

Allgemeine Beschreibung
Der Vector 70 ist ein Zwölfpuls-Generator mit einer Leistung von 70 kW bei 100 kV und 700 mA. Er ist mikroprozessorgesteuert und wird mit einer Netzspannung von 380 V betrieben. Die minimale Schaltzeit (Belichtungszeit) beträgt 2 ms. Das Bedienfeld ist in einem Winkelpult-, Tisch- oder Wandgehäuse integriert. Ein Nebenschaltpult ist anschließbar. Maximal können mit dem Vector 70 sechs Anwendungsgeräte betrieben werden, vier Strahleranschlüsse sind ebenso vorhanden wie ein Drehanodenanlaßgerät. Der Generator verfügt außerdem über eine organbezogene programmierbare Aufnahmetechnik, Ein-, Zwei- und Dreipunkttechnik sowie eine Belichtungsautomatik, eine Fehlermeldung und eine Dosisleistungsregelung.

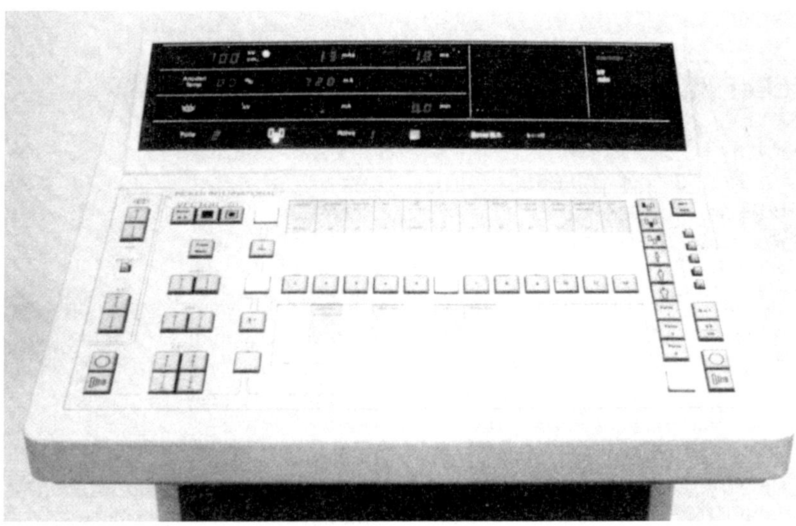

Optionen
- Belichtungsautomatik für Schichtaufnahmen (Precimat Tomo)

Bevorzugte Anwendung
- Routinediagnostik
- Mammographie
- Angiographie
- Digitale Subtraktionsangiographie

Alle Angaben ohne Gewähr

* Der Folgeband 5 der Schriftenreihe "Medizintechnik in Krankenhaus und Praxis" bietet eine ausführliche Übersicht aller auf dem deutschen Markt angebotenen Röntgenstrahler.

Gerätebeschreibung

Picker International

Vector 80

DM: 153 340,- bis 171 165,-
Marktübersicht: Seite 15
Gerätedaten: Seite 76 f.

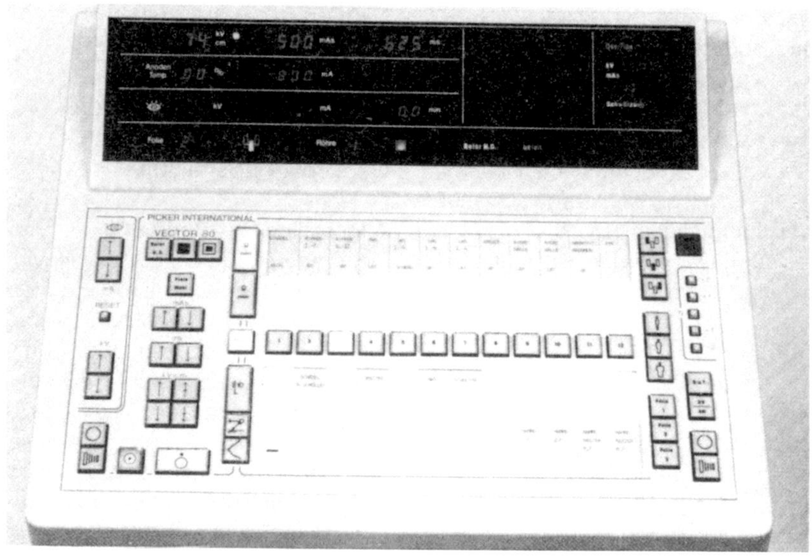

Allgemeine Beschreibung
Der Vector 80 ist ein Mittelfrequenz-Generator mit einer Leistung von 80 kW bei 100 kV und 800 mA bei einer Netzspannung von 380 V. Die minimale Schaltzeit (Belichtungszeit) beträgt 1 ms. Das Bedienfeld ist in einem Winkelpult-, Tisch- oder Wandgehäuse integriert. Ein Nebenschaltpult ist anschließbar. Maximal können mit dem Vector 80 sechs Anwendungsgeräte betrieben werden, zwei Strahleranschlüsse sind ebenso vorhanden wie ein Drehanodenanlaßgerät. Der Generator besitzt eine organbezogene programmierbare Aufnahmetechnik und die Ein-, Zwei- und Dreipunkttechnik. Des weiteren verfügt er über eine Belichtungsautomatik, eine Fehlermeldung sowie eine Dosisleistungsregelung.

Optionen
- Belichtungsautomatik für Schichtaufnahmen (Precimat Tomo)
- Flächendosisprodukt-Anzeige

Bevorzugte Anwendung
- Routinediagnostik
- Mammographie
- Angiographie
- Digitale Subtraktionsangiographie

Alle Angaben ohne Gewähr

Picker International

Vector 100

DM: 180 210,- bis 196 865,-
Marktübersicht: Seite 19
Gerätedaten: Seite 84 f.

Allgemeine Beschreibung
Der Vector 100 ist ein Zwölfpuls-Generator mit einer Leistung von 100 kW bei 100 kV und 1000 mA. Er ist ein mikroprozessorgesteuerter Generator mit einer Netzspannung von 380 V. Die minimale Schaltzeit (Belichtungszeit) beträgt 2 ms. Das Bedienfeld ist in einem Winkelpult-, Tisch- oder Wandgehäuse integriert. Ein Nebenschaltpult ist anschließbar. Maximal können mit dem Vector 100 sechs Anwendungsgeräte betrieben werden. Vier Strahleranschlüsse sind ebenso verfügbar wie ein Drehanodenanlaßgerät, eine organbezogene programmierbare Aufnahmetechnik und die Ein-, Zwei- und Dreipunkttechnik. Des weiteren sind eine Belichtungsautomatik, Fehlermeldung und Dosisleistungsregelung in der Grundausstattung enthalten.

Optionen
- Belichtungsautomatik für Schichtaufnahmen (Precimat Tomo)
- Schaltfolge 25 Bilder/s

Bevorzugte Anwendung
- Routinediagnostik
- Mammographie
- Angiographie
- Digitale Subtraktionsangiographie

Alle Angaben ohne Gewähr

Picker International

Vector 100 I

DM: 170 550,- bis 188 375,-
Marktübersicht: Seite 18
Gerätedaten: Seite 82 f.

Allgemeine Beschreibung
Der Vector 100 I ist ein Mittelfrequenz-Generator mit einer Leistung von 100 kW bei 100 kV und 1000 mA. Er ist mikroprozessorgesteuert und wird mit einer Netzspannung von 380 V versorgt. Die minimale Schaltzeit (Belichtungszeit) beträgt 1 ms. Das Bedienfeld ist in einem Winkelpult-, Tisch- oder Wandgehäuse integriert. Ein Nebenschaltpult ist anschließbar. Maximal können mit dem Vector 100 I sechs Anwendungsgeräte betrieben werden. Drei Strahleranschlüsse und ein Drehanodenanlaßgerät sind ebenso verfügbar wie eine Fehlermeldung, eine Belichtungsautomatik und eine

Dosisleistungsregelung. Der Generator besitzt eine organbezogene programmierbare Aufnahmetechnik und die Ein-, Zwei und Dreipunkttechnik.

Optionen
- Precimat Tomo (Belichtungsautomatik für Schichtaufnahmen)
- Flächendosisprodukt-Anzeige

Bevorzugte Anwendung
- Routinediagnostik
- Mammographie
- Angiographie
- Digitale Subtraktionsangiographie

Alle Angaben ohne Gewähr

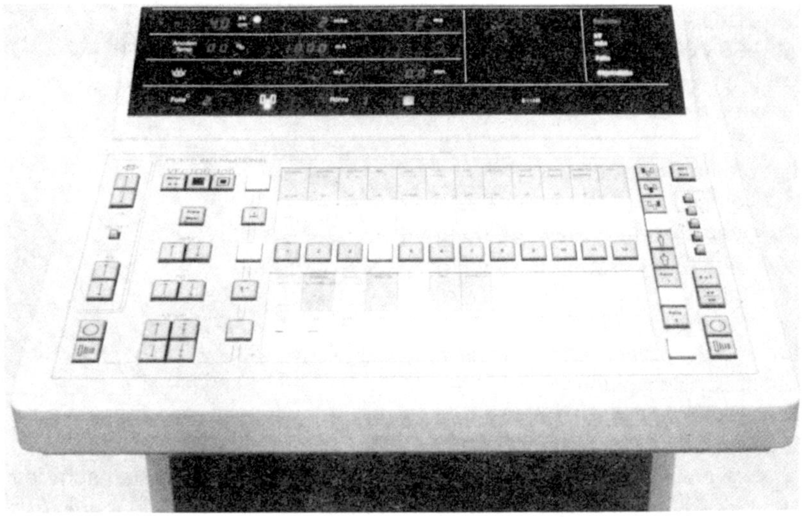

Römed

EDR – 750/B

DM: 38 000,-
Marktübersicht: Seite 12
Gerätedaten: Seite 70 f.

Allgemeine Beschreibung
Der EDR – 750/B ist ein Sechspuls-Generator mit einer Leistung von 54 kW bei 100 kV und 600 mA. Er wird mit einer Netzspannung von 380 V betrieben. Die minimale Schaltzeit (Belichtungszeit) beträgt 10 ms. Das senkrechte Bedienfeld des Generators befindet sich in Blickhöhe. Es sind keine Nebenschaltpulte anschließbar. Maximal können damit acht Anwendungsgeräte versorgt werden, eine Erweiterung auf drei Strahleranschlüsse ist möglich. Für den Betrieb können Röntgenröhren aller Fabrikate Verwendung finden. Ein Drehanodenanlaßgerät und eine Röhrenlastanzeige sind vorhanden. Der Generator besitzt keine organbezogene programmierbare Aufnahmetechnik und auch keine Flächendosisprodukt-Anzeige. Eine Belichtungsautomatik, u. a. auch zum Schichten, ist ebenso vorhanden wie eine Fehlermeldung und eine Dosisleistungsregelung.

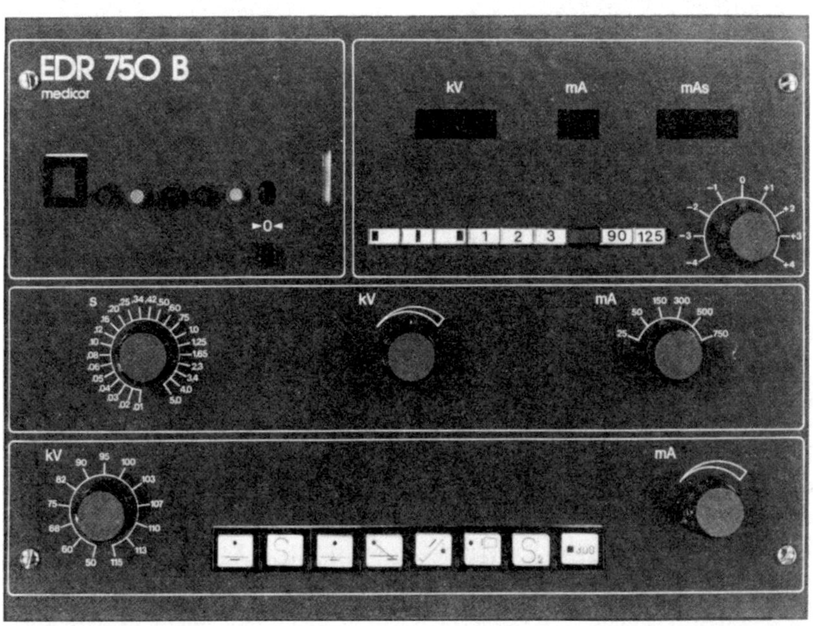

Optionen
- Anzeige von mAs und kV digital
- zur Mammographie: Spannung ½

Bevorzugte Anwendung
- Routinediagnostik
- Mammographie

Besonderheiten
Die Einblendung der Durchleuchtungsdaten im Fernsehbild bei Betrieb mit automatischer Dosisleistungsregelung ist möglich. Der Generator ist vorzugsweise für Facharztpraxen geeignet.

tkb Gerätebeschreibung

Siemens

Gigantos 1012 MP

DM: 265 080,- bis 355 760,-
Marktübersicht: Seite 19
Gerätedaten: Seite 84 f.

Allgemeine Beschreibung

Der Gigantos 1012 MP ist ein Zwölfpuls-Generator mit einer Leistung von 100 kW. Der Generator besitzt Mikrocomputer-Bausteine und wird mit einer Netzspannung von 380/480 V betrieben. Die minimale Schaltzeit (Belichtungszeit) beträgt 3 ms. Der Gigantos 1012 MP wird als Modulsystem (Erweiterungssystem) angeboten. Das Bedienfeld ist als Flachpultgehäuse ausgeführt. Es sind keine Nebenschaltpulte anschließbar. Maximal können fünf Anwendungsgeräte versorgt werden, eine Erweiterung auf drei Strahleranschlüsse ist möglich. Für den Betrieb werden die Röntgenröhren des Typs Opti 150/40/102C-100L und Opti 150/40/72C-100L vorgeschlagen, aber auch andere angepaßte Röhren sind anschließbar.* Ein Drehanodenanlaßgerät und eine Röhrenlastanzeige sind vorhanden.

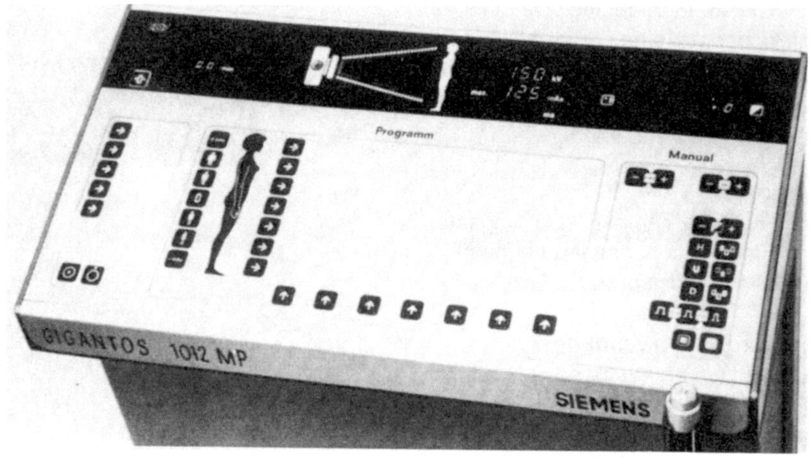

Optionen

- Belichtungsautomatik nach dem Ionisationsprinzip (Einpunkttechnik)
- Belichtungsautomatik zum Schichten
- Dosisleistungsregelung
- Organautomatik
- Aufnahmeparameterkorrektur
- BV-FS-Anschluß
- Organautomatik am Zielgerät
- Flächendosisprodukt-Anzeige
- Mammographieanschluß
- 100mm-Indirekt-Aufnahmetechnik
- Röhrenlastanzeige
- Aufnahmezähler

Bevorzugte Anwendung

- Routinediagnostik
- Spezialarbeitsplatz
- Mammographie

Besonderheiten

Der Anschluß an einen PUCK- oder AOT-Blattfilmwechsler ist vorbereitet. Das glatte Bedientableau ist mit Tipp-Tasten bestückt.

Alle Angaben ohne Gewähr

Siemens

Pandoros 1200 A

DM: 421 650,- bis 748 750,-
Marktübersicht: Seite 24
Gerätedaten: Seite 94 f.

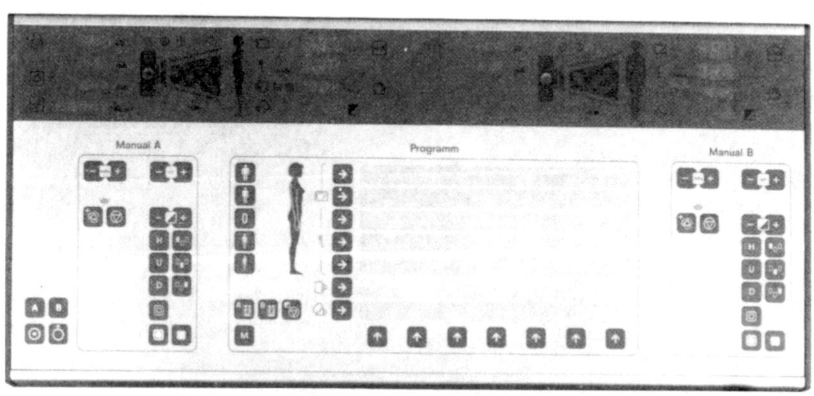

Allgemeine Beschreibung

Der Pandoros 1200 A ist ein Gleichspannungs-Generator mit einer Leistung von 100 kW, der speziell für angiographische Untersuchungen ausgelegt ist. Der Generator ist mikroprozessorgesteuert und arbeitet an einer Netzspannung 380/480 V. Die minimale Schaltzeit (Belichtungszeit) beträgt 0,5 ms. Das Gerät wird als Modulsystem (Baukastensystem) angeboten. Das Bedienfeld ist als Flachpultgehäuse (Sensordesign) ausgeführt. Maximal können zwei Anwendungsgeräte und ein Wechsler versorgt werden. Drei Strahleranschlüsse sind ebenso wie ein Drehanodenanlaßgerät vorhanden. Für den Betrieb werden die Röntgenröhre des Typs Bi 150/40/102CR-100L und Opti 150/40/72C-100L vorgeschlagen, aber auch andere angepaßte Röhren sind anschließbar.* Der Generator besitzt eine organbezogene programmierbare Aufnahmetechnik.

Optionen

- Röhrenlastanzeige
- Aufnahmezähler

Gerätebeschreibung

- Belichtungsautomatik nach dem Ionisationsprinzip (Einpunkttechnik)
- Aufnahmeparameterkorrektur
- Dosisleistungsregelung
- Flächendosisprodukt-Anzeige

Bevorzugte Anwendung
- Angiokardiographie
- Koronarangiographie
- Funktionsdiagnostik
- radiologische Forschung
- Ein- und Zwei-Ebenen-Betrieb
- Digitale Subtraktionsangiographie

Besonderheiten
Beim Kinopuls- und beim Filmwechsler-Betrieb werden die Aufnahmewerte selbsttätig optimiert. Das Gerät ermöglicht eine belichtungsautomatisierte Abschaltung der Kinopulse.

Alle Angaben ohne Gewähr
* Der Folgeband 5 der Schriftenreihe "Medizintechnik in Krankenhaus und Praxis" bietet eine ausführliche Übersicht aller auf dem deutschen Markt angebotenen Röntgenstrahler.

Siemens

Polydoros 50
DM: 216 780,- bis 341 512,-
Marktübersicht: Seite 11
Gerätedaten: Seite 68 f.

Polydoros 80
DM: 252 380,- bis 377 112,-
Marktübersicht: Seite 16
Gerätedaten: Seite 78 f.

Polydoros 100
DM: 276 180,- bis 400 912,-
Marktübersicht: Seite 20
Gerätedaten: Seite 86 f.

Allgemeine Beschreibung
Die Polydoros-Geräte sind Mittelfrequenz-Generatoren mit einer Leistung von 50 kW bei 102 kV und 500 mA, 80 kW bei 102 kV und 800 mA, bzw. 100 kW bei 102 kV und 1000 mA. Sie sind mikroprozessorgesteuert und arbeiten an einer Netzspannung von 380/480 V. Die minimale Schaltzeit (Belichtungszeit) beträgt 1 ms. Das Schaltpult ist ein Flachpultgehäuse (C- oder S-Deck im Sensordesign), zwei Nebenschaltpulte (Satellitenpulte) sind anschließbar. Maximal können acht Anwendungsgeräte betrieben werden, eine Erweiterung auf vier Strahleranschlüsse ist möglich. Ein Drehanodenanlaßgerät ist vorhanden. Der Generator wird als Modulsystem (Baukastensystem) angeboten. Für den Betrieb werden neben anderen folgende Röntgenröhren vorgeschlagen:

- 50: Bi 150/30/52R-100L
- 80: Opti 110/40/72C-100L
- 100: Bi 150/40/102CR-100L

Optionen
- Röhrenlastanzeige
- Aufnahmezähler

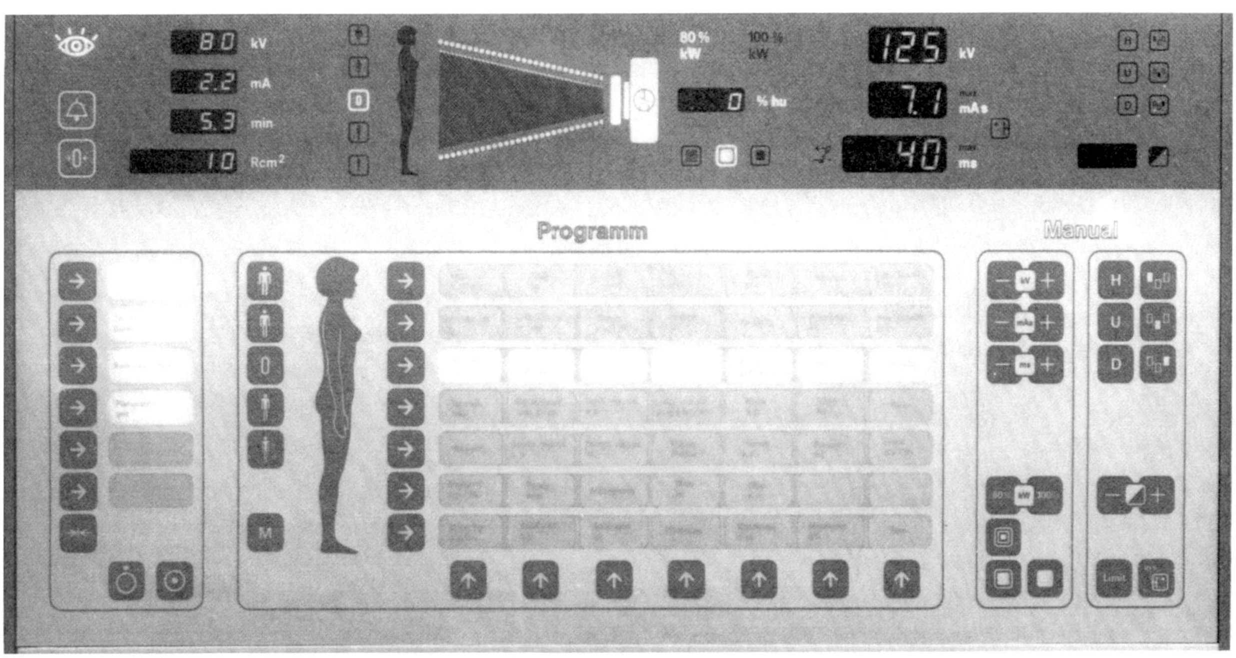

- Belichtungsautomatik nach dem Ionisationsprinzip (Einpunkttechnik)
- Belichtungsautomatik zum Schichten
- Aufnahmeparameterkorrektur
- Dosisleistungsregelung
- Flächendosisprodukt-Anzeige
- Daten im FS-Bild
- Organprogramme am Zielgerät
- EDV-Anschluß
- elektronischer Drucker
- Organautomatik
- Mammographieanschluß

Bevorzugte Anwendung

- für große FFAs (80 und 100)
- Hartstrahltechnik (50 und 100)
- Mammographie (50, 80 und 100)
- Kino (80 und 100)
- Digitale Subtraktionsangiographie (80 und 100)

Besonderheiten

Die Bedientechnik ermöglicht Ein- sowie Mehrraum-Betrieb (time-sharing), d. h., daß die Eingabe der Aufnahmedaten an jedem angeschlossenen Bediendeck gleichzeitig und voneinander unabhängig erfolgen kann. Die Reihenfolge der Bearbeitung wird in diesem Fall über ein Prioritätsschema geregelt. Die kV/mAs-Toleranzen liegen bei ±5 %.

Siemens

Polyphos 30

DM: 128 950,- bis 204 760,-

Marktübersicht: Seite 7

Gerätedaten: Seite 60 f.

Allgmeine Beschreibung

Der Polyphos 30 ist ein Mittelfrequenz-Generator mit einer Leistung von 30 kW. Er ist ein Einkesselgenerator mit Mikrocomputer-Bausteinen, der mit einer Netzspannung von 380 V betrieben werden kann. Die minimale Schaltzeit (Belichtungszeit) beträgt 4 ms. Das Gerät wird als Modulsystem (Erweiterungssystem) angeboten. Das Gehäuse ist als Flachpult ausgeführt, Nebenschaltpulte sind nicht anschließbar. Maximal können fünf Anwendungsgeräte betrieben werden, eine Erweiterung um einen zweiten Strahleranschluß ist möglich. Für den Betrieb wird die Röntgenröhre des Typs P 125/30C-1.3 vorgeschlagen.* Ein Drehanodenanlaßgerät ist vorhanden.

Optionen

- Belichtungsautomatik nach dem Ionisationsprinzip (Einpunkttechnik)
- Dosisleistungsregelung
- Flächendosisprodukt-Anzeige
- Aufnahmezähler
- Organautomatik

Bevorzugte Anwendung

- Aufnahmebetrieb
- Durchleuchtungsbetrieb
- Schichtbetrieb

Besonderheiten

Als Generator im Einkesselstrahler ist der Polyphos 30 eine besonders kompakte Ausführung mit hoher Wärmespeicherfähigkeit und kleinen Brennfleckabmessungen. Die kV/mAs-Toleranzen des Generators liegen bei ±5 %.

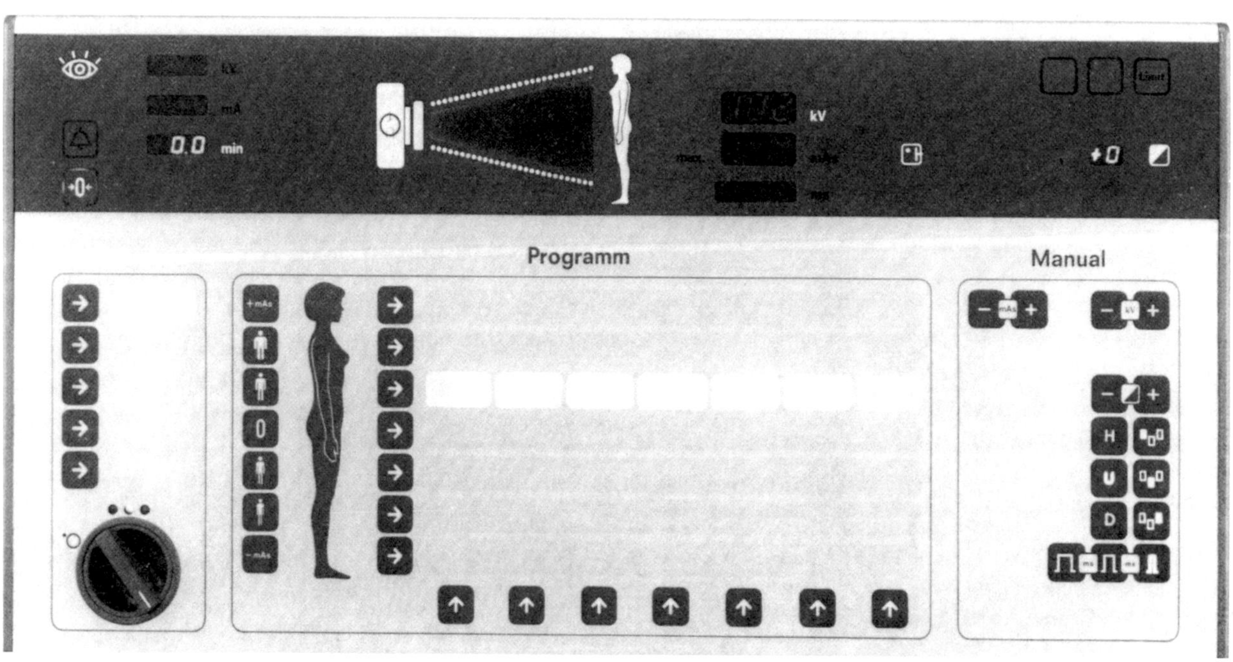

Gerätebeschreibung

Siemens

Polyphos 30 M

DM: o. A.
Marktübersicht: Seite 7
Gerätedaten: Seite 60 f.

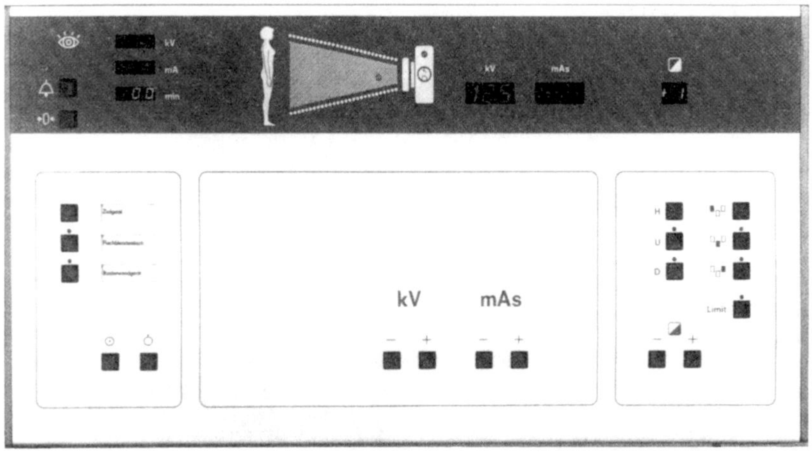

Allgemeine Beschreibung

Der Polyphos 30 M ist ein Mittelfrequenz-Generator mit einer Leistung von 30 kW. Er ist ein mikroprozessorgesteuerter Einkesselgenerator, der mit einer Netzspannung von 380 V betrieben werden kann. Die minimale Schaltzeit (Belichtungszeit) beträgt 4 ms. Das Gerät wird als Modulsystem (Erweiterungssystem) angeboten. Das Gehäuse ist als Flachpult ausgeführt, Nebenschaltpulte sind nicht anschließbar. Maximal können drei Anwendungsgeräte betrieben werden, eine Erweiterung um einen zweiten Strahleranschluß ist möglich. Für den Betrieb wird die Röntgenröhre des Typs P 125/30C-1.3 vorgeschlagen.* Ein Drehanodenanlaßgerät ist eingebaut.

Optionen

- Aufnahmezähler
- Flächendosisprodukt-Anzeige
- Belichtungsautomatik nach dem Ionisationsprinzip (Einpunkttechnik)
- Dosisleistungsregelung
- BV-FS-Anschluß
- Aufnahmezeit-Nachanzeige

Bevorzugte Anwendung

- Aufnahmebetrieb
- Durchleuchtungsbetrieb
- Schichtbetrieb

Besonderheiten

Als Generator im Einkesselstrahler ist der Polyphos 30 M eine besonders kompakte Ausführung mit hoher Wärmespeicherfähigkeit und kleinen Brennfleckabmessungen. Die kV/mAs-Toleranzen des Generators liegen bei ±5 %. Es werden zahlreiche Service- und Montagehilfen sowie ein mikroprozessorgesteuerter Selbstcheck geboten. Der Generator ist vorzugsweise für Facharztpraxen geeignet.

Alle Angaben ohne Gewähr

* Der Folgeband 5 der Schriftenreihe "Medizintechnik in Krankenhaus und Praxis" bietet eine ausführliche Übersicht aller auf dem deutschen Markt angebotenen Röntgenstrahler.

Siemens

Polyphos 50

DM: 174 800,- bis 250 610,-
Marktübersicht: Seite 10
Gerätedaten: Seite 66 f.

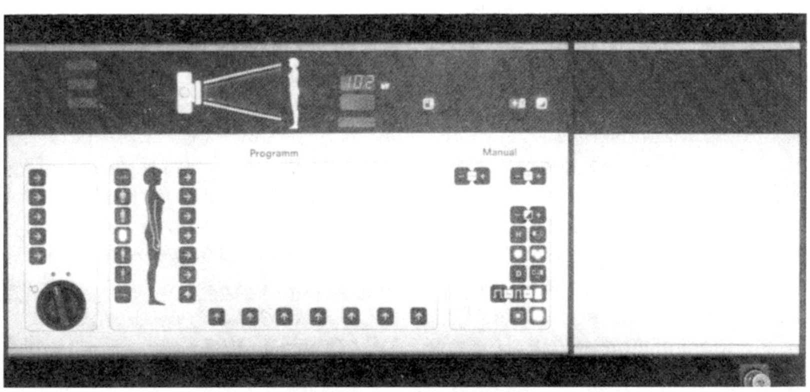

Allgemeine Beschreibung

Der Polyphos 50 ist ein Mittelfrequenz-Generator mit einer Leistung von 50 kW. Er ist ein Einkesselgenerator mit Mikrocomputer-Bausteinen, der mit einer Netzspannung von 380/415 V betrieben wird. Die minimale Schaltzeit (Belichtungszeit) beträgt 2 ms. Das Schaltpult ist ein Flachpultgehäuse. Nebenschaltpulte sind nicht anschließbar. Maximal können damit fünf Anwendungsgeräte betrieben werden, eine Erweiterung auf einen zweiten Strahleranschluß ist möglich. Für den Betrieb wird die Röntgenröhre des Typs P 125/30/50CR oder P 125/20/50CR vorgeschlagen. Ein Drehanodenanlaßgerät ist vorhanden.

Optionen

- Belichtungsautomatik nach dem Ionisationsprinzip (Einpunkttechnik)
- Dosisleistungsregelung
- Flächendosisprodukt-Anzeige

Gerätebeschreibung

- Aufnahmezähler
- Aufnahmezeit-Nachanzeige
- Aufnahmeparameterkorrektur
- Organprogramme am Zielgerät
- Röhrenlastanzeige
- Organautomatik
- 100mm-Indirekt-Aufnahmetechnik

Bevorzugte Anwendung
- Aufnahmebetrieb
- Durchleuchtungstechnik
- Schichtbetrieb

Besonderheiten
Als Generator im Einkesselstrahler ist der Polyphos 50 eine besonders kompakte Ausführung mit hoher Wärmespeicherfähigkeit und kleinen Brennfleckabmessungen. Die kV/mAs-Toleranzen des Generators liegen bei ±5 %.

Alle Angaben ohne Gewähr

Siemens

Tridoros 512 MP
DM: 118 390,- bis 209 070,-
Marktübersicht: Seite 10
Gerätedaten: Seite 66 f.

Tridoros 712 MP
DM: 160 290,- bis 250 970,-
Marktübersicht: Seite 13
Gerätedaten: Seite 72 f.

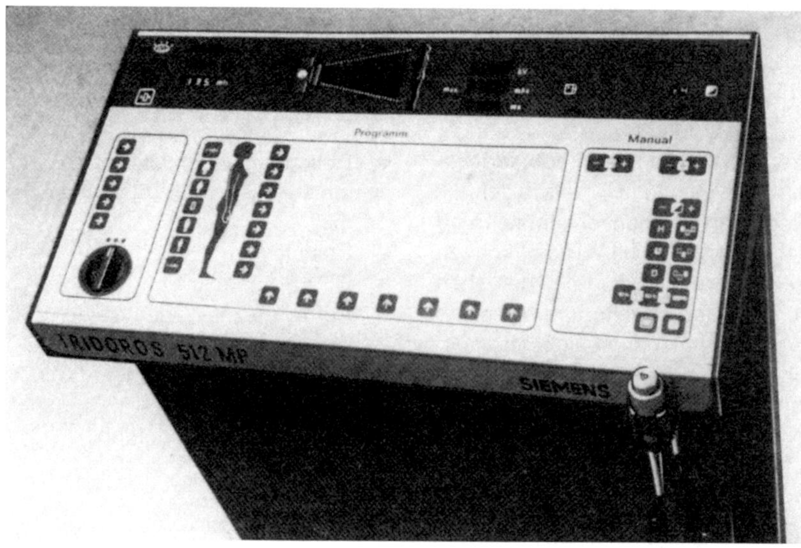

Allgemeine Beschreibung
Die Tridoros-Geräte sind Zwölfpuls-Generatoren mit einer Leistung von 50 bzw. 70 kW. Sie verfügen über Mikrocomputer-Bausteine und werden mit einer Netzspannung von 380/480 V betrieben. Die minimale Schaltzeit (Belichtungszeit) beträgt 3 ms. Die Geräte werden als Modulsystem (Erweiterungssystem) angeboten. Das Gehäuse ist als Flachpult ausgeführt. Es sind keine Nebenschaltpulte anschließbar. Maximal können fünf Anwendungsgeräte betrieben werden, eine Erweiterung auf drei Strahleranschlüsse ist möglich. Für den Betrieb des 512 MP wird die Röntgenröhre des Typs Bi 150/30/52R-100 vorgeschlagen, für den 712 MP der Typ Opti 150/40/72C-100L, aber auch andere angepaßte Röhren sind anschließbar.* Ein Drehanodenanlaßgerät ist vorhanden.

Optionen
- Röhrenlastanzeige
- Belichtungsautomatik nach dem Ionisationsprinzip (Einpunkttechnik)
- Belichtungsautomatik zum Schichten
- Organautomatik
- BV-FS-Anschluß
- Aufnahmeparameterkorrektur
- Dosisleistungsregelung
- Organprogramme am Zielgerät
- Mammographie-Anschluß
- Aufnahmezähler
- Flächendosisprodukt-Anzeige
- 100mm-Indirekt-Aufnahmetechnik

Bevorzugte Anwendungen
- Routinediagnostik
- Spezialarbeitsplatz
- Mammographie

Besonderheiten
Der Anschluß an einen Puck- oder AOT-Blattfilmwechsler ist vorbereitet. Das glatte Bedientableau ist mit Tipp-Tasten bestückt.

Alle Angaben ohne Gewähr

* Der Folgeband 5 der Schriftenreihe "Medizintechnik in Krankenhaus und Praxis" bietet eine ausführliche Übersicht aller auf dem deutschen Markt angebotenen Röntgenstrahler.

3 Geräteparameter

Ärzte verschiedener Fachdisziplinen, MTRs, Pflegekräfte, Ingenieure, Medizintechniker und Kaufleute ermittelten in gemeinsamer Diskussion die für einen Vergleich von Röntgengeneratoren wesentlichen medizintechnischen Parameter, die in diesem Kapitel erläutert und in der anschließenden vergleichenden Übersicht der Gerätedaten gerätespezifisch zusammengestellt worden sind.

Anwendungsklasse
Gemäß § 9 der Apparate-Richtlinien der Kassenärztlichen Bundesvereinigung vom 10.12.1983 werden die Geräte der Röntgendiagnostik in neun Klassen (I bis IX) eingeteilt, für die unterschiedliche Mindestanforderungen definiert sind (vgl. Anhang III).

Leistung
Gemäß DIN 6822 wird die Kurzzeitnennleistung der Röntgendiagnostik-Transformator-Generatoren in kW angegeben. In der Regel gilt sie für eine maximale Röhrenspannung von 90 oder 100 kV.

Modulbauweise
Neue Generatoren werden im Modulbausystem angeboten. Elektronische Bausteine und vorgedruckte Schaltelemente werden in Schaltrahmen eingeschoben. Dadurch ist es möglich, den Generator durch Austausch und Erweiterung von Bausteinen an neue technische Entwicklungen anzupassen.

Mikroprozessor
Zur Steuerung von modernen Generatoren werden Mikroprozessoren eingesetzt. Ihre Aufgabe ist es, sämtliche Funktionen des Generators zu koordinieren, zu kontrollieren und Störungen zu melden.

Netzanschluß
Es werden die Anschlußwerte für das Gesamtgerät angegeben, die nach Herstellerangaben bauseitig bzw. seitens des Betreibers zum bestimmungsgemäßen Gebrauch des Gerätes bereitgestellt werden müssen.

Netzwiderstand
Für die elektrische Installation sind die Sicherheitsbestimmungen nach DIN VDE 0107 und 0100 einzuhalten, sofern das zuständige Stromversorgungsunternehmen nicht darüber hinausgehende Forderungen erhebt.

In der radiologischen Technik ist der Netzwiderstand ein Maß für die Belastbarkeit des Netzes, an das der Röntgengenerator angeschlossen wird (DIN 6814, Blatt 6). Der Netzwiderstand darf nicht zu groß sein, weil dadurch nach dem Ohmschen Gesetz am Netz ein Spannungsabfall auftritt, der die eingestellte Strahlenqualität und -energie mindert.

Die Spannung des elektrischen Netzes ist nicht konstant, sondern schwankt in Abhängigkeit von der Belastung. Da sowohl die Hochspannung als auch die Heizspannung für die Röntgenröhre bei fast allen Generatoren über Transformatoren aus dem Netz entnommen werden, ist eine stabile Netzspannung jedoch Vorbedingung für gute Aufnahmeergebnisse. Die Röhrenspannung beeinflußt nämlich die fotografische Schwärzung, und eine stabile Heizspannung bestimmt die Röhrenstromstärke und somit die Röntgenstrahlenintensität (vgl. Kap. 4.1).

Da der einwandfreie Betrieb einer Röntgeneinrichtung nur bei Spannungsschwankungen von weniger als ±10 % gewährleistet werden kann, muß ein Netzangleich von Hand (man) oder automatisch vor der Aufnahme (aut) vorgenommen werden.

Abmessungen
Bei Neuanschaffung und Ersatzbeschaffung von Generatoren sind die Abmessungen für die Planung des Raumbedarfs zu berücksichtigen.

Die Angaben der vergleichenden Gerätedatentabellen beziehen sich auf die äußeren Abmessungen von Bedienpult, Steuerschrank und Hochspannungsgenerator (Höhe x Breite x Tiefe) in mm. Sofern diese Komponenten der Generatoranlage integriert ausgeführt angeboten werden, ist dies gekennzeichnet.

Beim Einkesselgerät sind z. B. Hochspannungs-Generator (HS-Generator) und Steuereinheit im Strahler integriert, andere Generatoren vereinen Bedienpult und Hochspannungsteil in einem Gehäuse, während die Steuereinheit mit dem Strahlerteil gekoppelt ist. Eine weitere Variante ist die Trennung von Hochspannungs-Generator, Steuereinheit und Bedienpult in drei separate Einheiten. Schließlich ist auch eine Integration des Hochspannungsteils im Anwendungsgerät, z. B. Tisch, möglich, wobei Bedienpult und Steuereinheit getrennt ausgeführt sind.

Gewicht
Die Gewichtsangaben sind für die auftretenden Fußbodenbelastungen bei der Planung zu berücksichtigen.

Nebenschaltpulte
Verschiedene Generatoren verfügen über die Möglichkeit, das Hauptschaltpult durch Nebenschaltstellen zu ergänzen, um das Bedienpult in die Nähe des Röntgenarbeitsplatzes zu bringen.

Einige Hersteller geben den Anschluß für Ziel(aufnahme)geräte (ZG) gesondert an. Das Zielgerät ist ein Zusatz an Kipptischgeräten zur Anfertigung durchleuchtungsgezielter Röntgenaufnahmen vom BV-Ausgangsbild.

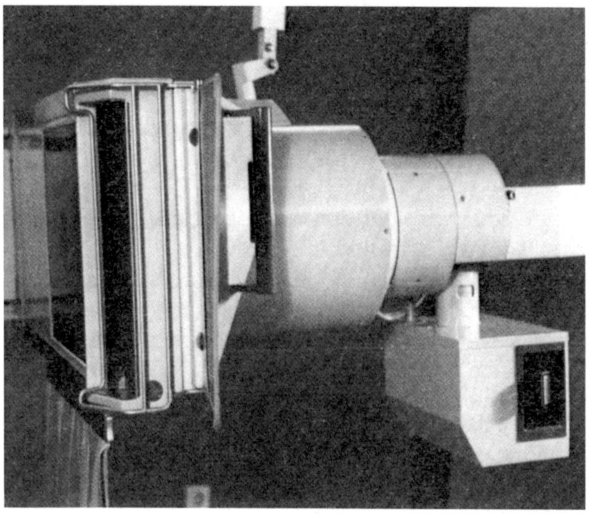

Zielgerät

Anschlüsse
Röntgengeneratoren können folgende Anschlüsse aufweisen:

- Anwendungsgeräte
- Strahler
- Anschlußerweiterung
- BV-FS
- elektronischer Drucker
- EDV

- Anwendungsgeräte

Ein Röntgenarbeitsplatz setzt sich aus verschiedenen Komponenten zusammen, die als Anwendungsgeräte (nach DIN 6814: Medizinische Strahleranwendungsgeräte) bezeichnet werden. Es sind dies hauptsächlich mechanische Vorrichtungen, mit denen Strahler und Patient vom Bedienpult des Generators aus zueinander in die geeignete Lage gebracht werden. Das Anwendungsgerät besteht aus einem Stativ für den Strahler und einer Halterung für den Patienten, z. B. Kipptisch, Lagerungstisch oder Stützwand. Angegeben ist die Zahl der maximal über die Steuereinheit zu betreibenden Anwendungsgeräte.

- Strahler

Die Angabe der Anzahl möglicher Strahleranschlüsse bezieht sich auf die Grundversion des Generators. Meist sind ein bis zwei Strahleranschlüsse vorgesehen.

- Anschlußerweiterung

Bei zahlreichen Generatoren besteht die Möglichkeit, die in der Grundversion vorgegebenen Strahleranschlüsse zu erweitern. Angegeben wird die maximale Strahleranschlußmöglichkeit, also die Summe der Anschlüsse der Grundversion und der Erweiterung.

- BV-FS

Werden Generatoren nicht nur für die Röntgenaufnahme, sondern auch bei der Röntgendurchleuchtung eingesetzt, ist ein Bildverstärker- (BV) bzw. Fernsehsystemanschluß (FS) erforderlich. Außerdem wird in den Apparate-Richtlinien der Kassenärztlichen Bundesvereinigung für die Anwendungsklasse III (Durchleuchtung) eine automatische Dosisleistungsregelung vorgeschrieben (vgl. Anhang III).

- Elektronischer Drucker

Der Anschluß eines elektronischen Druckers ermöglicht die zur Protokollierung einer Röntgenaufnahme notwendigen Daten:

- Arbeitsplatz
- Einstellparameter
- Flächdendosisprodukt

Prinzipiell lassen sich aber auch alle Daten von der MTR per Hand festhalten.

- EDV

Häufig geben die Hersteller für ihre Geräte als Besonderheit einen EDV-Anschluß an. Bei Anschluß eines Rechners in Verbindung mit einem Datensichtgerät wird die Möglichkeit gegeben, spezifische Daten des Röntgenarbeitsplatzes zu speichern und statistisch auszuwerten. Da es in der Röntgentechnik jedoch bisher keine einheitliche Schnittstellendefinition für die unterschiedlichen Geräte gibt, erscheint ein EDV-Anschluß zur Zeit nicht sinnvoll (vgl. Kap. 1).

Drehanodenanlaßgerät
Das Drehanodenanlaßgerät ist ein elektrisches Hilfsgerät zum Betrieb von Drehanodenröntgenröhren, damit der Anodenteller der Röhre die erforderliche Drehzahl erreicht. Erst nach Erreichen einer vom Röhrenhersteller angegebenen Mindestdrehzahl wird das Auslösen der Röntgenaufnahme möglich. Anderenfalls kann es zu einer schnelleren Abnutzung bzw. zur Zerstörung der Anode kommen.

Röhrenlastanzeige
Die Röhrenlastanzeige informiert über den momentanen Wärmeinhalt von Anode bzw. Strahler in bezug auf den maximal zulässigen Wert. Bei einigen Generatoren wird die erforderliche Pausenzeit bis zur Auslösung der nächsten Aufnahme angezeigt.

Prozentwähler
Der Prozentwähler ist ein Element der Schaltvorrichtung

(Bedienteil im Schaltschrank oder Schalttisch) des Röntgengenerators, durch dessen Betätigung die prozentuale Röhrenausnutzung zwischen dem für die Röhrenspannung zulässigen Höchstwert (100 % des Röhrenstromes) und einem Minimalwert (meistens 10 % des Röhrenstromes) voreingestellt werden kann. Durch die Herabsetzung der prozentualen Röhrenausnutzung wird bei fest vorgegebenem mAs-Produkt die Schaltzeit verlängert. Die Lebensdauer der Röntgenröhre wird dadurch erhöht.

Dosisleistungsregelung
Die Dosisleistungsregelung ist eine Zusatzeinrichtung, um die Dosisleistung am Eingang eines Bildwandlersystems durch Regelung auf einen vorgegebenen Sollwert mittels Röhrenstrom und Spannungsänderung automatisch konstant zu halten. Bei der Röntgenfernsehdurchleuchtung z. B. bleibt dadurch die Helligkeit des Durchleuchtungsbildes auf dem Fernsehgerät unabhängig von der Patientendicke konstant.

Bei der automatischen Dosisleistungsregelung werden Röhrenspannung (kV) und Röhrenstrom (mA) oder nur die Röhrenspannung der Objektdicke angepaßt. Voraussetzung ist eine entsprechende technische Ausrüstung des Röntgengerätes. Je dicker der Patient ist, desto höher muß die Röhrenspannung sein, um hinter dem Objekt die gleiche Dosisleistung zu erhalten. Für diese Regelung wird die Helligkeit am Ausgangsschirm des BV gemessen und mit der Dosisleistungsregelung auf gleiche Helligkeit nachgeregelt. Am Eingangsschirm des BV soll die Dosisleistung 20 bis 40 mR/s betragen. Es gibt folgende Möglichkeiten der Dosisleistungsregelung:

- Automatische Änderung der Röhrenspannung bei wählbarem Röhrenstrom

Durch eine automatische Änderung der Röhrenspannung bei wählbarem Röhrenstrom ändert sich die Strahlenqualität, so daß unterschiedliche Kontraste auftreten.

- Automatische Änderung des Röhrenstroms bei wählbaren Röhrenspannungen

Bei gleicher Strahlenqualität (gleichen Kontrasten) wird bei automatischer Änderung des Röhrenstroms und vorgewählter Röhrenspannung lediglich die Bildhelligkeit (Intensität) verändert.

- Automatische, gleichsinnige Änderung von Spannung und Strom

Bei automatischer, gleichsinniger Änderung von Spannung und Strom wird der Vorteil eines großen Regelbereichs und einer niedrigen Strahlenbelastung mit einer hohen Betriebsspannung (Strahlenqualität) erkauft.

- Automatische, gegensinnige Änderung von Spannung und Strom (Isowattregelung)

Bei der Isowattregelung der Dosisleistungsautomatik wird automatisch die niedrigste zur Durchleuchtung erforderliche Betriebsspannung eingestellt. Sie ist hauptsächlich zur Durchleuchtung von Objekten mit geringen Absorptionsunterschieden geeignet, z. B. Nieren oder Gallenblase. Der Nachteil der Isowattregelung liegt in der relativ hohen Strahlenbelastung.

Abbildung 3.1 verdeutlicht das im Regelfall für die automatische Dosisleistung eingesetzte Prinzip der Auskoppelung des vom Ausgangsfenster des Bildverstärkers abgegriffenen Lichtsignals über eine Tandemoptik.

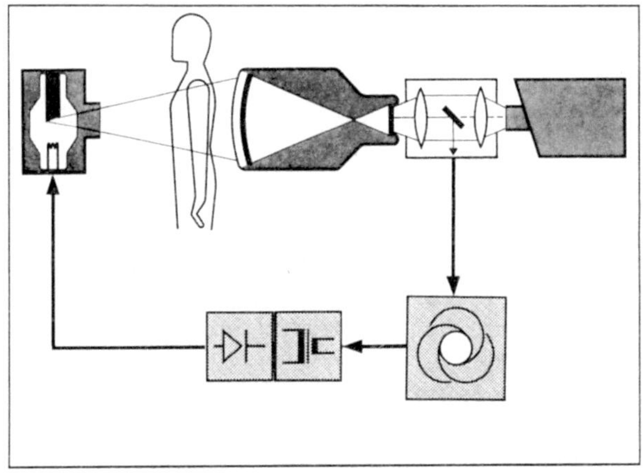

Abb. 3.1 Prinzip der automatischen Dosisleistungsregelung

Flächendosisprodukt
Das Flächendosisprodukt (mGy x cm^2)[5] dient zur Beurteilung der Strahlenbelastung von Patienten. Bei einigen neuen Generatoren ist ein Flächendosisprodukt-Meßgerät integriert und meist auch EDV-lesbar. Ein zusätzliches Gerät mit optischer Ablesung entfällt.

Das Meßgerät besteht im allgemeinen aus einer röntgenschattenfreien großflächigen Ionisationskammer, die, an der Tiefenblende angebracht, das Produkt aus Einfalldosisleistung und der jeweils bestrahlten Fläche über die gesamte Einschaltzeit mißt.

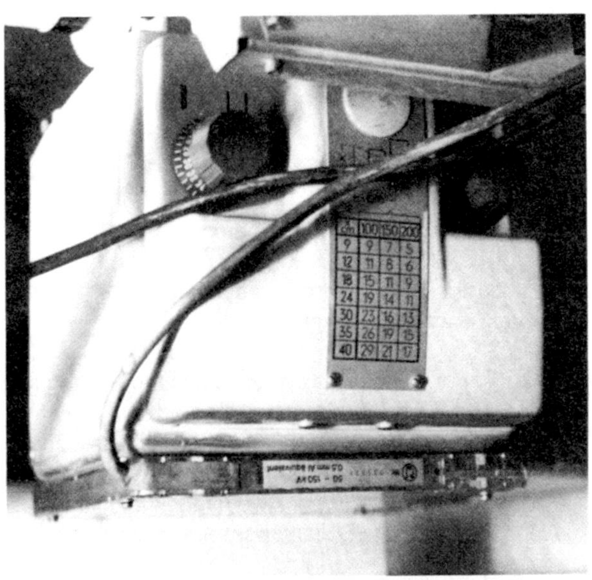

Meßkammer des Flächendosisprodukt-Meßgerätes

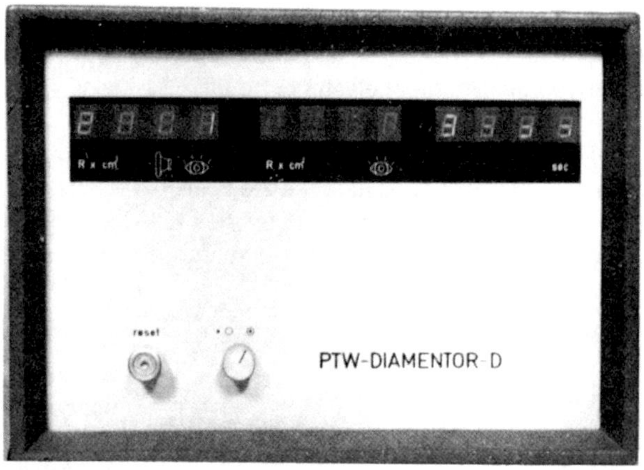

Flächendosisprodukt-Meßgerät

Fehlermeldung
In neueren Generatoren überprüft ein gespeichertes Testprogramm automatisch in kurzen Zeitabständen die wichtigsten Baugruppen. Tritt ein Fehler auf, erscheint am Bedienpult ein Fehlercode.

Einige Generatoren sind in der Lage, Fehlermeldungen zu speichern bzw. zu protokollieren, um so dem Service auch dann noch den Fehler kenntlich zu machen, wenn er sich bei der Fehlerdemonstration nicht nochmals einstellt.

Zur Behebung der Fehler ist die Benachrichtigung des hauseigenen Röntgentechnikers oder Kundendienstes erforderlich.

Belichtungsautomatik
Belichtungsautomatiken begünstigen die Erstellung von Röntgenbildern mit gleichmäßiger Aufnahmequalität (Abb. 3.2). Die erforderliche Strahlendosis wird automatisch begrenzt, indem die gewünschte Filmschwärzung vorgewählt wird. Die Dosis wird dabei nur in einem diagnostisch wichtigen Bildbereich gemessen (Dominante) und so begrenzt, daß sich unabhängig von der Objektdicke eine für die Auswertung optimale mittlere Schwärzung ergibt. Das Meßfeld sollte die am meisten interessierenden Objektdetails enthalten. Am Belichtungsautomaten sind einzustellen:

- Filmempfindlichkeit
- Belichtungsfaktor der Verstärkerfolien
- Lage der Dominante
- gewünschter Schwärzungsgrad

Alle anderen Daten werden automatisch durch den Belichtungsautomaten erfaßt.

Bei der Tomographie basiert die Belichtungsautomatik auf dem Prinzip der Ionisation. Aufgrund der Tatsache, daß die Belichtungszeit durch die Ablaufzeit des Schichtaufnahmegerätes festgesetzt, also nicht frei wählbar ist, mußte ein Meßprinzip entwickelt werden, das die Dosisleistung während der Belichtungszeit konstant hält:

$$\text{Dosisleistung} = \frac{\text{Bilddosis}}{\text{Schaltzeit des Schichtsystems}}$$

Die Meßkammer mißt die Dosisleistung (Ist-Wert) am Film und vergleicht diese mit der voreingestellten Dosisleistung (Soll-Wert). Tritt zwischen Ist- und Soll-Wert ein Unterschied auf, so wird dieser durch Regelung des Röhrenstroms und der Röhrenspannung automatisch ausgeglichen.

Einstelltechnik
Die Einstellung der Belichtungsdaten am Generatorschaltpult erfolgt durch folgende Techniken:

- Dreipunkttechnik
- Zweipunkttechnik
- Einpunkttechnik

Darüber hinaus bieten zahlreiche Generatoren die organbezogene Einstellung der Parameter mit einer Organautomatik (s. u. "Programme").

- Dreipunkttechnik

Bei der Dreipunkttechnik sind die drei Größen Röhrenspannung (kV), Röhrenstrom (mA) und Schaltzeit (s) innerhalb der Leistungsgrenzen (Röhrenüberlastungsschutz) der Röntgenröhre unabhängig voneinander einstellbar. Gemäß den Richtlinien der Kassenärztlichen Vereinigung muß eine freie Wahl der Aufnahmedaten für Spezialeinstellungen gegeben sein. Angewendet wird die Dreipunkttechnik heute vor allem in der Tomographie, Flächenkymographie[6] und Röntgenbildverstärker-Kinematographie. Nach Wahl von Kilovolt sind Sekunden und Milliampere frei wählbar. Nach entsprechender Einstellung fließt in der Röhre bei vorgewählter fester Hochspannung der gewählte Strom. Die Aufnahme wird schließlich nach der vorgewählten Zeit abgeschaltet. Dies bedeutet, daß die Röhre während der gesamten Aufnahme mit einer konstanten Leistung, d. h. konstantem Strom mal konstanter Spannung betrieben wird. Es ist dabei nicht zuletzt eine Frage der Erfahrung, den Röhren-

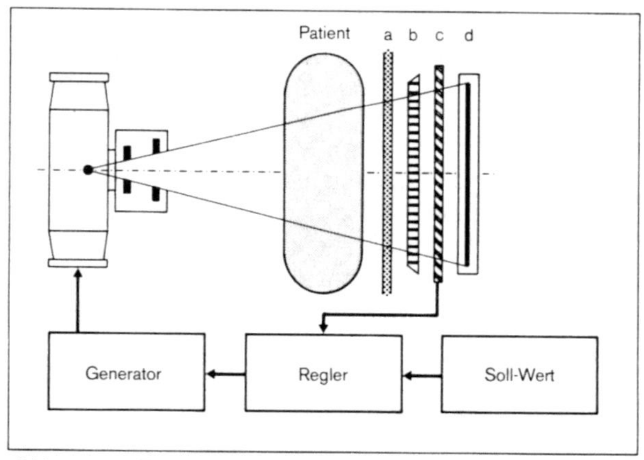

Abb. 3.2 ***Prinzip einer Belichtungsautomatik***
a Lagerungsplatte
b Streustrahlenraster
c Meßkammer
d Kassette mit Film

strom nicht zu niedrig einzustellen, damit lange Belichtungszeiten vermieden werden. Andererseits führt ein hoher Strom bei vorhandener Überlastungssicherung zu einem vorzeitigen Abschalten der Röhre und ohne Sicherung zur Beschädigung bzw. Zerstörung der Röhre. Um Beschädigungen zu vermeiden, ist daher bei den Generatoren eine Überlastungssicherung eingebaut.

- Zweipunkttechnik

Bei der Zweipunkttechnik werden Röhrenstrom (mA) und Aufnahmezeit zu einem Produkt (mAs) zusammengefaßt. Für die Einstellung der gewünschten Belichtungsdaten sind also zwei Bedienungsknöpfe (kV und mAs) zu betätigen. Mit der Zweipunkttechnik wurde eine Automatik eingeführt, die es ermöglichen soll, die Röhre in ihrer Leistungsfähigkeit voll auszunutzen (s. u.). Da die Röntgenröhre nicht immer mit der Grenzlast betrieben wird, d. h. bei manchen Aufnahmen (z. B. Knochenaufnahmen) nicht die kürzeste Belichtungszeit angestrebt werden sollte, ist häufig ein sogenannter Prozentwähler (s. o.) vorgesehen, mit dem zur Röhrenschonung ein geringerer Belastungsgrad der Röhre eingestellt werden kann. Bei der Zweipunkttechnik besteht grundsätzlich die Möglichkeit, mit Belichtungsautomat zu arbeiten.

- Einpunkttechnik

Bei der Einpunkttechnik muß nur die für das aufzunehmende Objekt entsprechende Röhrenspannung (kV) eingestellt werden. Unter Einbeziehung einer Belichtungsautomatik (s. o.) und der Belastungsautomatik (s. u. "Belastungssystem") wird dann die erforderliche Dosis für eine optimale Filmbelichtung ermittelt, und der Generator wird automatisch bei Erreichen der erforderlichen Dosis abgeschaltet.

Programme

Die Organautomatik ist eine Weiterentwicklung der Einpunkttechnik. Alle für die Belichtung erforderlichen Einstellgrößen werden im Generator gespeichert und mit Hilfe einer Organtaste angewählt. Die zu programmierenden Belichtungsgrößen sind die Aufnahmespannung (kV), der Röhrenstrom und das mAs-Produkt; bei Belichtungsautomatik die Folien, die Dominante und die Empfindlichkeit der Belichtungsautomatik (Dosis), der Fokus und das Röntgengerät bzw. der Aufnahmearbeitsplatz. Die Programmierung kann den Wünschen des Radiologen angepaßt werden. Die Entwicklung geht dahin, die gewünschten Einstellgrößen nicht durch den Firmenservice, sondern durch das Personal zu speichern.

Patientendickenausgleich

Da sich die Programme auf die Untersuchung eines normalen Patienten beziehen, müssen sie für dicke oder dünnere Patienten über eine Patientendicken-Ausgleichstaste (auch Transparenz-Ausgleich genannt) korrigiert werden.

Parameterkorrektur

Einige Generatoren haben die Möglichkeit, die Aufnahmeparameter bei Zielaufnahmen automatisch aus den Daten der vorangegangenen Durchleuchtung zu korrigieren. Dadurch werden die unterschiedliche Projektion und Patientendicke berücksichtigt. Ein Mikroprozessor vergleicht während der Durchleuchtung die bei einem Normalpatienten erwartete Durchleuchtungsspannung mit jener, die sich über die Dosisleistungsregelung des Bildverstärker-Fernsehsystems tatsächlich einstellt. Bei der anschließenden Zielaufnahme korrigiert der Mikroprozessor die über die Organtaste programmierten Spannungs- (kV) und Schwärzungswerte.

Aufnahmezähler

Der Aufnahmezähler registriert die Anzahl der gemachten Röntgenaufnahmen.

Nachaufnahmeanzeige

Bei neueren Generatoren werden die tatsächlichen Aufnahmeparameter gemessen und nach jeder Aufnahme angezeigt (Ist-Wert). Dies erlaubt den Vergleich mit den eingestellten Parametern (Soll-Wert).

Spannungsform

Man unterscheidet Transformator- und Mittelfrequenz-Generatoren. Bei Transformator-Generatoren wird die der Röntgenröhre zugeführte Energie in jedem Zeitpunkt unmittelbar dem Netz entnommen, hochtransformiert und gleichgerichtet. Transformator-Generatoren werden gemäß ihrer Spannungsform in fünf Gruppen eingeteilt:

- Einpuls-Generatoren
- Zweipuls-Generatoren
- Sechspuls-Generatoren
- Zwölfpuls-Generatoren
- Gleichspannungs-Generatoren

Folgende Tabelle bietet eine Übersicht der unterschiedlichen Generatorarten hinsichtlich ihrer Welligkeit und der daraus folgenden Spannungsschwankungen.

Generatorarten

Generator	Welligkeit	Spannungsrückgang auf*
Einpuls	100 %	0 kV
Zweipuls	100 %	0 kV
Sechspuls	13 %	87 kV
Zwölfpuls	3,5 %	~ 96 kV
Mittelfrequenz	4–10 %	90–96 kV
Gleichspannung	< 0,1 %	≅ 100 kV

* bezogen auf eine Ausgangsspannung von 100 kV

Bei Versorgung aus dem Einphasennetz ergeben sich je nach Art der Gleichrichtung Ein- und Zweipuls-Generatoren (vgl. Exkurs), beim Dreiphasennetz (Drehstrom) entsprechend Sechs- und Zwölfpuls-Generatoren. Bei dreiphasigem Wechselstrom sind die einzelnen Phasen um 120 ° gegeneinander verschoben.

Ein- und Zweipuls-Generatoren

Einpuls-Generator

Der Einpuls-Generator gilt als älteste Variante der Hochspannungsversorgung: Ein einfacher Transformator führt der Röntgenröhre die hochtransformierte Wechselspannung zu. Von der Röhre kann jedoch nur die positive Halbwelle der sinusförmigen Hochspannung zur Erzeugung der Röntgenstrahlen genutzt werden (Abb. 3.8):

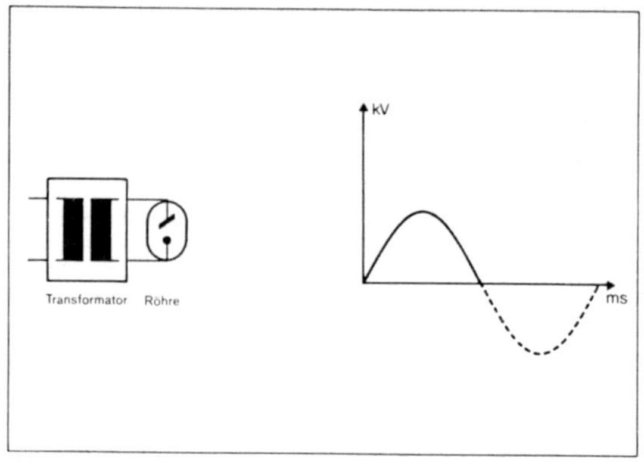

Abb. 3.8 Schaltbild und Spannungsform eines Röntgengerätes mit Einpuls-Generator

Zwischen den positiven Halbwellen geht die an der Röhre anliegende Spannung des Einpuls-Generators dabei über Null auf das Gegenpotential gleicher Höhe. Bei glühender Anode besteht dabei die Gefahr der Rückzündung, was die Kathode und damit die Röhre zerstören kann.

Außerdem ist die Ausbeute an Röntgenstrahlen beim Einpuls-Generator im Verhältnis zur Leistungsaufnahme schlecht, da nur im Bereich ab 60 kV ein bildgebender Effekt entsteht (vgl. Abb. 3.10). Patient und die Röntgenröhre werden dabei mit nicht nutzbarer Energie belastet, ohne daß man dabei entsprechende Bildqualitäten erreicht.

Zweipuls-Generator

Bei den Zweipuls-Generatoren wird die hochtransformierte Wechselspannung durch vier Gleichrichter in Graetz-Brückenschaltung gleichgerichtet und dann der Röhre zugeführt. Dadurch wird auch die negative Halbwelle der Wechselspannung zur Strahlenerzeugung genutzt, so daß sich die Belichtungszeit im Vergleich zu den Einpulsgeräten bei gleicher Aufnahmequalität halbiert.

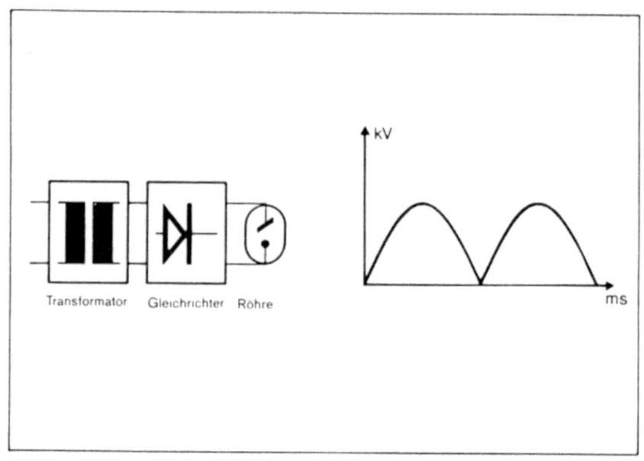

Abb. 3.9 Schaltbild und Spannungsform eines Röntgengerätes mit Zweipuls-Generator

Allerdings sinkt die Spannung auch hier zwischen den Halbwellen auf 0 V, so daß die Ausbeute an nutzbaren Röntgenstrahlen auch bei dieser Variante gering ist (Abb. 3.9 und 3.10).

Ein- und Zweipuls-Generatoren werden noch in fahrbaren Röntgen-Aufnahmegeräten eingesetzt. Die Belichtungszeiten sind relativ lang, können aber durch den Einsatz hochwertiger Film-Folien-Systeme verkürzt werden.

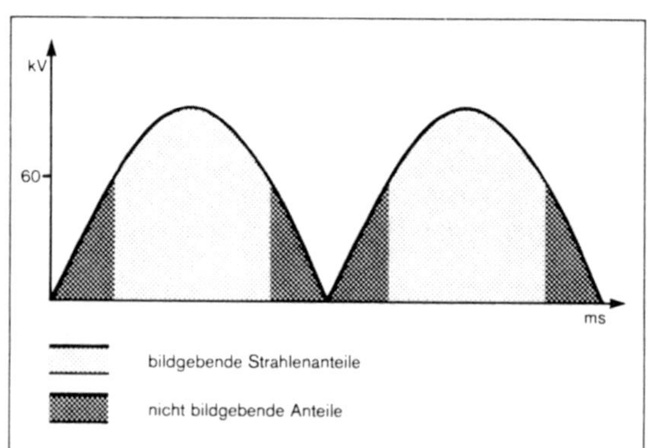

Abb. 3.10 Nutzbare Spannungsanteile eines Zweipuls-Generators

In der Neufassung der Übergangsbestimmungen für Diagnostik-Einrichtungen der Kassenärztlichen Bundesvereinigung (Röntgenapparate-Richtlinien) vom 01.02.1984 wird daher vorgeschrieben, daß Geräte mit Ein- und Zweipuls-Generatoren im stationären Bereich innerhalb einer Übergangsfrist bis zum 30.06.1988 nur weiter benutzt werden dürfen, wenn Verstärkerfolien mit höherer Empfindlichkeit im Vergleich zu konventionellen Folien verwendet werden.[9]

9 vgl. z. B. Felix, R., a. a. O.

Entsprechend den Richtlinien der Kassenärztlichen Bundesvereinigung für Radiologie und Nuklearmedizin in der Fassung vom 10.12.1983 dürfen für stationär betriebene Röntgeneinrichtungen keine Ein- und Zweipulsgeräte eingesetzt werden. Sie finden nur noch bei fahrbaren Röntgengeräten [7] Verwendung. Für Generatoren dieser Schaltungsart sind bei stationären Röntgeneinrichtungen entsprechende Übergangsregelungen zu beachten.

- Sechspuls-Generatoren

Bei dem Sechspuls-Generator werden die drei Phasen des Netzes mit Hilfe eines Tranformators hochtransformiert und nach der Gleichrichtung durch eine Drehstrom-Brückenschaltung der Röntgenröhre zugeführt (Abb. 3.4). Durch die Überlagerung von phasenverschobenen Halbwellen in schneller Folge wird hierbei eine wesentlich bessere Glättung der Spannung erreicht, als dies bei Einpuls- oder Zweipuls-Generatoren der Fall ist.

Während im Falle eines Einpuls-Generators an einem 50Hz-Netz 50 Halbwellen pro Sekunde an der Röhre anliegen (100 bei einem Zweipuls-Generator), sind es bei den Sechspuls-Generatoren 300 Halbwellen. Die Welligkeit (Pulsation) der Spannung beim Sechspulsgerät (Verhältnis von Maximal- zu Minimalwert) beträgt theoretisch etwa 13 %, d. h., der Minimalwert der Spannung geht auf etwa 87 % der Maximalspannung zurück.

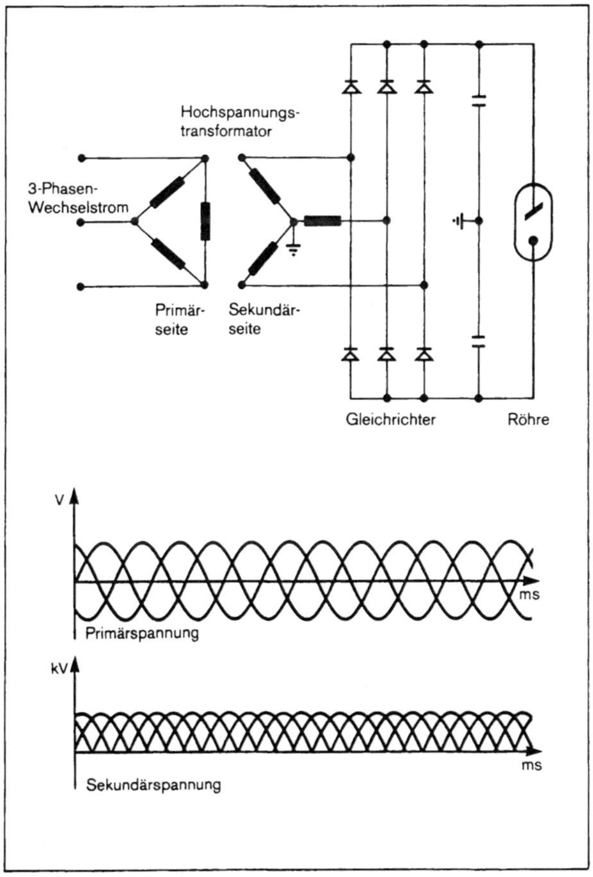

Abb. 3.4 Schaltbild und Spannungsform eines Röntgengerätes mit Sechspuls-Generator

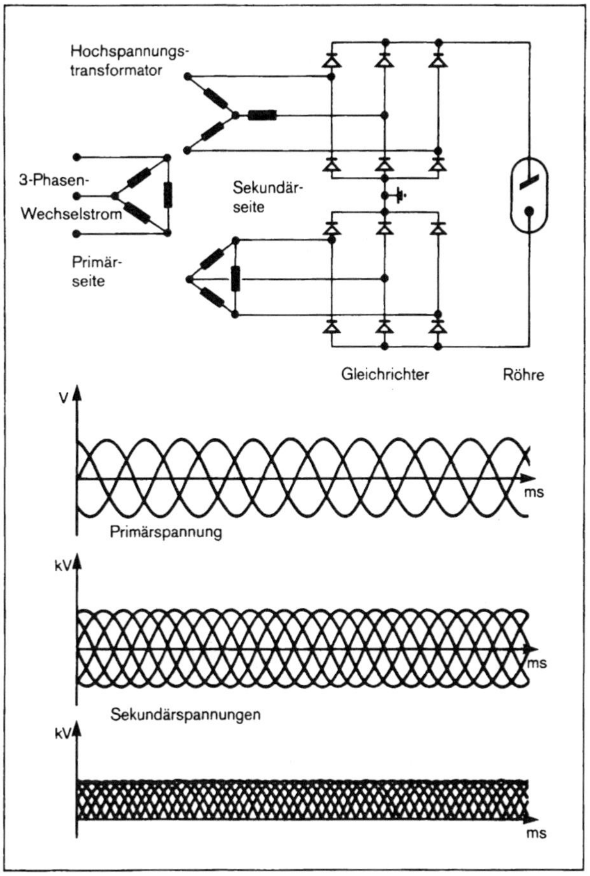

Abb. 3.5 Schaltbild und Spannungsform eines Röntgengerätes mit Zwölfpuls-Generator

- Zwölfpuls-Generatoren

Wird der Hochspannungstransformator so ausgeführt, daß je zwei unabhängige Sekundärwicklungen für jede der drei Phasen vorhanden sind, so kann man davon je eine Sekundärwicklung zu einem Stern und die anderen drei Sekundärwicklungen jeder Phase zu einem Dreieck zusammenschalten. Dadurch hat man sechs Phasen zur Verfügung, die um 60 ° verschoben sind (Abb. 3.5). Werden diese Phasen gleichgerichtet und zusammengeschaltet, so ergibt sich eine Spannung mit sehr geringer Welligkeit. Sie beträgt nur noch etwa 3,5 %, d. h., die minimale Spannung sinkt nur auf etwa 96 % der maximalen Spannung. In einer Sekunde stehen der Röntgenröhre 600 Halbwellen zur Verfügung.

- Gleichspannungs-Generatoren

Diese Zwölfpuls-Generatoren ermöglichen es, der Röntgenröhre Gleichspannungen ohne nennenswerte Pulsationen (unter 0,1 %) anzubieten (Abb. 3.6). Dies geschieht mit Hilfe von Regeleinrichtungen, die im Hochspannungsteil zwischen den Gleichrichtern und der Röntgenröhre geschaltet sind (Sekundärregelung). In der Regel sind dies Trioden oder Tetroden, die in Verbindung mit ihrer Steuereinrichtung (Soll/Ist-Vergleich) sowohl das Ein-und Ausschalten als auch das Konstanthalten der Hochspannung während der Einschaltzeit übernehmen. Neben der Spannungskonstanthaltung ist mit dieser

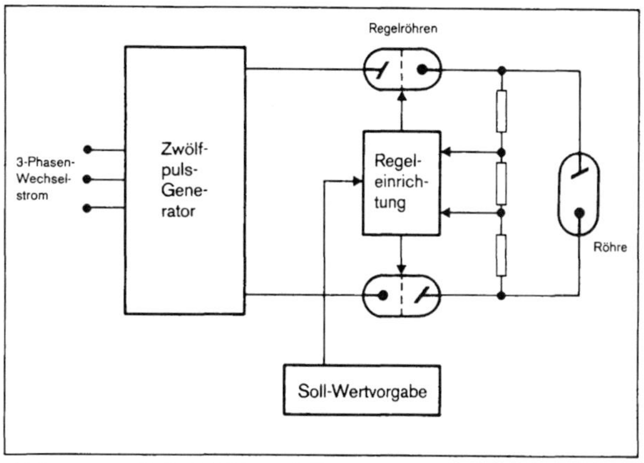

Abb. 3.6 Schaltbild und Spannungsform eines Röntgengerätes mit Gleichspannungs-Generator

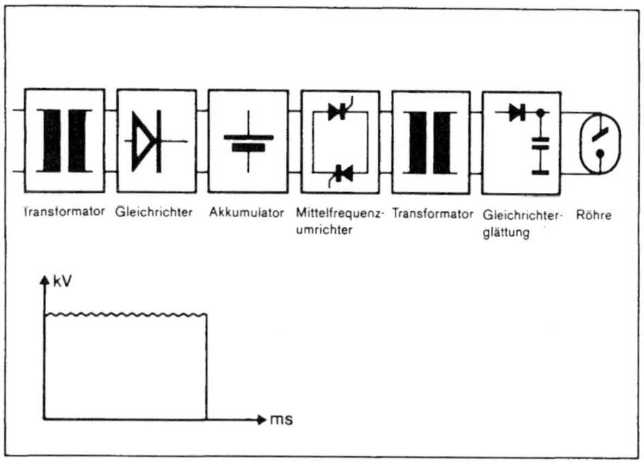

Abb. 3.7 Schaltbild und Spannungsform eines Röntgengerätes mit Mittelfrequenz-Generator

Schaltungsart aber auch eine schnelle mA- und kV-Regelung möglich. Auf diese Weise gelangt man während der Aufnahme zu günstigen Kennlinien. Wegen ihres großen Konstruktionsaufwandes werden Generatoren mit Sekundärregelung nur bei Geräten der höchsten Leistungsklasse verwendet (Angiokardiographiegeräte).

- Mittelfrequenz-Generatoren

Mittelfrequenz-, Hochfrequenz-, Multipuls- oder auch Konverter-Generatoren ermöglichen es, mit Hilfe eines sogenannten Konverters, der die Hochspannungsimpulse mit einigen kHz erzeugt, der Röntgenröhre ebenfalls eine Gleichspannung mit geringer Welligkeit (ca. 4–10 %) zur Verfügung zu stellen, d. h., daß die Minimalspannung bei etwa 90–96 % der Maximalspannung liegt (Abb. 3.7). Sie verfügen über einen Energiespeicher (Primärkondensator, Akkumulator), aus dem der Konverter gespeist wird. Dadurch lassen sie sich auch an das normale Zweiphasennetz anschließen. Neben der Verwendung bei fahrbaren[7] Geräten gibt es diese Generatorart auch bei den für feste Installation vorgesehenen Geräten.

Belastungssystem

Mit der Zwei- und Einpunkttechnik wurde eine Automatik eingeführt, die es ermöglichen soll, die Röhre in ihrer Leistungsfähigkeit voll auszunutzen. Die Belastbarkeit bzw. die Leistungsfähigkeit der Röhre wird durch das Röhrennomogramm gekennzeichnet.[8] Aufgrund des Röhrennomogramms ist es möglich, für einen vorgewählten kV-Wert das zweckmäßigste mAs-Produkt zu bestimmen.

Die Automatiken, die dafür entwickelt wurden, lassen sich in die Systeme mit konstanter und mit fallender Last einteilen (Abb. 3.11).

Bei konstanter Last wird der optimale Röhrenstrom für das gewählte mAs-Produkt bei vorgegebener kV-Zahl ausgewählt. Während der gesamten Belichtungszeit ändert sich die Stromstärke nicht. Das Produkt aus Spannung und Strom bedeutet somit über die Zeit eine konstante Röhrenleistung (Last).

In Abbildung 3.12 sind drei gleich große mAs-Produkte eingezeichnet. Bei einem System mit konstanter Last wird automatisch das Produkt mit der kürzesten Belichtungszeit eingestellt.

Die beste Art der Auslastung der Röhre liegt dann vor, wenn der Brennfleck während der gesamten Belichtungszeit auf maximaler Temperatur gehalten wird. Wird diese Temperatur überschritten, kann die Röhre zerstört werden, wird sie unterschritten, arbeitet sie nicht mit maximaler Leistung.

Die Regelung erfolgt dadurch, daß man die Röhre sehr schnell mit maximaler Leistung anlaufen läßt und der Röhrenstrom bei konstanter Hochspannung abgesenkt wird. Die der Röhre zugeführte Leistung wird auf den Wert verringert, bei dem die Brennfleckbahn ihre maximale Temperatur beibehält (Prinzip der fallenden Last; vgl. Abb. 3.13). Die Röhrenstromerniedrigung erfolgt bei modernen Generatoren ausschließlich kontinuierlich, d. h., die Stromstärkekurve ist fast deckungsgleich mit dem Belastungsnomogramm. Die Belichtungszeit ist hier im Vergleich zur konstanten Last kürzer.

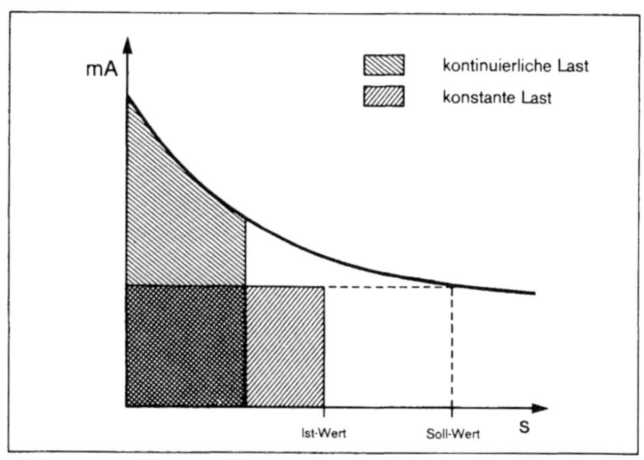

Abb. 3.11 Konstante und fallende Last

Spannung und Strom

Die Angaben zur Betriebsspannung beziehen sich unabhängig von der Spannungsform auf den Regelbereich der Spitzenspannung. Für die Röntgenaufnahme benutzt man Spannungen zwischen 40 und 110 kV, für die Mammographie lediglich Spannungen zwischen 25 und

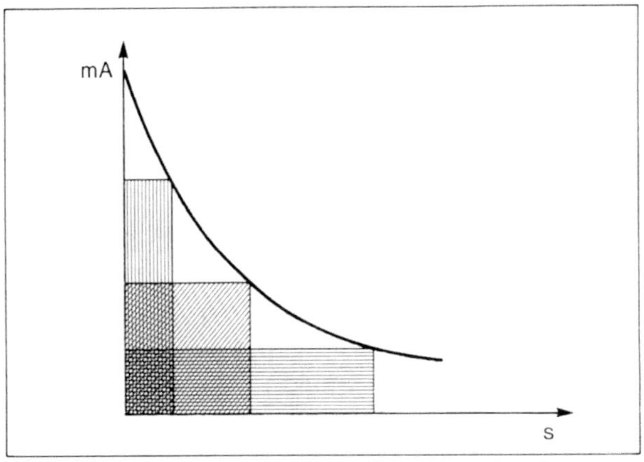

Abb. 3.12 Feststromautomatik (konstante Last)

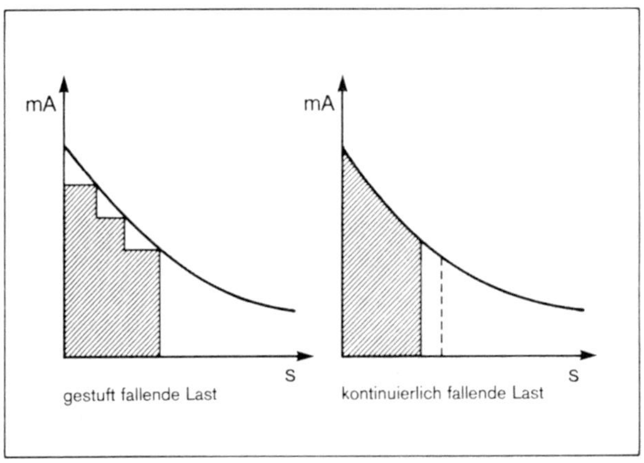

Abb. 3.13 Zwei Prinzipien der fallenden Last

49 kV. Die Größe der einzustellenden Spannung ist abhängig von der Art der Untersuchung und der Dicke des zu durchstrahlenden Patienten.

Bei niedrigen Spannungen, d. h. weicher Strahlung, werden auch geringe Absorptionunterschiede im Gewebe kontrastreich im Röntgenbild dargestellt (vgl. Abb. 4.2). Von dieser Eigenschaft der weichen Strahlung wird bei der Mammographie Gebrauch gemacht. Hohe Spannungen, d. h. harte Strahlungen, liefern weniger kontrastreiche Bilder; sie werden dann benutzt, wenn es z. B. gilt, Strukturen hinter Knochen sichtbar zu machen (etwa bei Lungenaufnahmen).

In den nachfolgenden Gerätedaten werden die Spannungen für die Aufnahme, Durchleuchtung und–wenn vorhanden–für die Mammographie getrennt angegeben.

Zur Sichtbarmachung (Bildwandlung) eines Röntgenschattenbildes ist bei vorgewählter Betriebsspannung (Strahlenqualität) eine bestimmte Strahlendosis erforderlich. Die Strahlendosis wird durch die Dosisleistung und die Einwirkdauer bestimmt. Die Dosisleistung ist proportional dem Produkt aus vorgewählter Spannung und Stromstärke. In der Praxis der Röntgenaufnahme werden Stromstärke und Einwirkdauer als mAs-Produkt zusammengefaßt, d. h., es können entweder die Stromstärke oder die Zeit verändert werden, um bei vorgewähltem konstantem mAS-Produkt die gleiche Bildqualität zu erhalten: Eine große Intensität (mA) hat eine kurze Belichtungszeit zur Folge, während eine große Belichtungszeit eine kleine Intensität (mA) bewirkt.

Die Angaben zum mAs-Bereich gelten ausschließlich für Röntgenaufnahmen. Für die Durchleuchtung wird nur der Betriebsstrom in mA angegeben. Üblicherweise liegt er im Bereich von 0,5 bis 4 mA. Die Durchleuchtung wird meist mit 1 mA begonnen, da nicht vorhersehbar ist, wie lang sie andauert.

In der vergleichenden Übersicht der Gerätedaten sind die Regelbereiche des Betriebs schon für Aufnahme und Durchleuchtung getrennt angegeben und, wenn vorhanden, das mAs-Produkt für die Aufnahme und Mammographie.

Schaltzeit

Die minimale Schaltzeit ist die kürzeste Belichtungszeit, d. h. die Zeit, während der der Röntgenröhre elektrische Energie zur Strahlenerzeugung für eine Aufnahme zugeführt wird. Erfahrene Röntgenärzte fordern eine minimale Schaltzeit von 20 ms für Lungenaufnahmen.

Schaltfolge

Für Serienaufnahmen, wie sie hauptsächlich in der Angiographie erstellt werden, ist die Bildfrequenz wichtig. Diese ist abhängig von der maximalen Schaltfolge des Schaltelements für die Hochspannung (Relais, Thyristor, Triode, Tetrode) und muß dem Aufnahmegerät angepaßt sein. In der vergleichenden Übersicht der Gerätedaten wird die Schaltfolge in Bildern pro Sekunde angegeben (B/s). In Abhängikeit von der maximalen Bildfrequenz

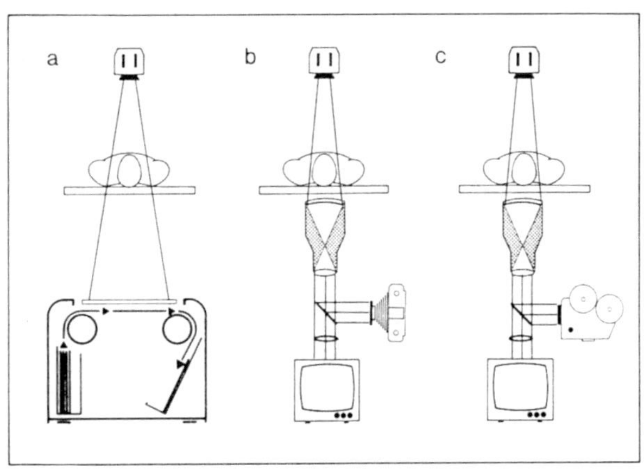

Abb. 3.14 ***Geräte für Serienaufnahmen***
a Blattfilmwechsler (Wechsler)
b Mittelformatkamera (70 x 70 bzw. 100 x 100 mm)
c Filmkamera (Kinematographie)

können folgende Geräte für Serienaufnahmen angeschlossen werden:

- Blattfilmwechsler: 3–6 (Abb. 3.14 a)
- Mittelformatkamera: 6 (Abb. 3.14 b)
- Filmkamera: 200 (Abb. 3.14 c)

Eine Überwachung der Röhre entsprechend den Belastungsserien erfolgt über eine Röhrenlastanzeige.

Belichtungsautomatiken

Es werden drei Ausführungen von Belichtungsautomatiken unterschieden:

- Ionisationsprinzip
- Lumineszenzprinzip
- Halbleiterprinzip

Ionisationsprinzip
Beim Belichtungsautomaten nach dem Ionisationsprinzip befindet sich vor dem Film bzw. Bildverstärker eine flache, strahlendurchlässige Ionisationskammer. Während der Belichtung wird das in der Kammer befindliche Gas ionisiert. Die dabei entstehende Ladung wird gemessen und gibt bei einem einstellbaren Wert (Dosis) das Signal zum Abschalten.

Lumineszenzprinzip
Beim Lumineszenzprinzip der photoelektrischen Röntgenbelichtungsautomaten tritt an die Stelle der Ionisationskammer ein Leuchtschirm. Die Leuchtscheibe sendet beim Auftreffen von Röntgenstrahlen Fluoreszenzlicht aus. Dieses Licht wird auf einen Sekundärelektronenvervielfacher (SEV) oder eine Photozelle gelenkt, wo über den Photoeffekt Elektronen freigesetzt werden. Das Produkt aus Photostrom und Zeit liefert ein Maß für die Belichtung bzw. Dosis der einfallenden Röntgenstrahlen.

Halbleiterprinzip
Beim Halbleiterprinzip wird die Röntgenstrahlung durch Halbleiterdetektoren, die direkt im Strahlengang liegen, gemessen. In der Halbleitermeßkammer wird die Röntgenstrahlung durch den Halbleiterdetektor direkt in Strom umgewandelt.

Um die einfallenden Strahlen in der bildwichtigen Zone (Dominante) zu erfassen, muß die Lage der Dominante dem darzustellenden Objektbereich angepaßt sein, da er nicht immer die gleiche Lage zum Film aufweist. Wie Abbildung 3.3 verdeutlicht, hat sich für diese Anpassung die Aufteilung der Meßkammern in drei Felder bewährt, nämlich in das linke (L), das untere (U) und das rechte (R). Die Wahl der Meßfelder erfolgt vom Schalttisch des Generators zur Anpassung an die jeweiligen Aufnahmeerfordernisse.

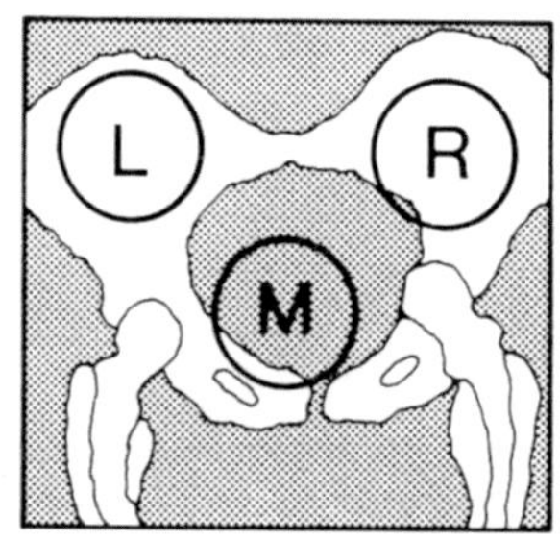

Abb. 3.3 Lage der Dominanten

Das Arbeiten mit Belichtungsautomaten erfordert die Standardisierung der Aufnahmematerialien – variable Größen, die erst hinter dem Meßorgan wirksam werden:

- Verstärkungsfaktoren der Folien
- Empfindlichkeit der Röntgenfilme
- Kassetten derselben Sorte
- Konstanz der Entwicklungsbedingungen

5 bisherige Bezeichnung R x cm^2; 1 R x cm^2 ≙ 9 mGy x cm^2 (vgl. DIN 6819)

6 Die Flächenkymographie erfaßt insbesondere die Herzwandbewegungen durch Röntgenaufnahmen. Bei einer Herzfrequenz von z. B. 60 s werden in 3 s drei Herzaktionen auf einem Bild erfaßt.

7 vgl. dazu Bd. 2 der Schriftenreihe "Medizintechnik in Krankenhaus und Praxis", a. a. O.

8 Der Folgeband 5 der Schriftenreihe "Medizintechnik in Krankenhaus und Praxis" bietet eine ausführliche Übersicht aller auf dem deutschen Markt angebotenen Röntgenstrahler.

Gerätedaten

tkb Gerätedaten

Generatoren		Fritz Hofmann SR 400 E	Fritz Hofmann Selector 30	C.H.F. Müller Medio 30 CP	C.H.F. Müller Medio CM 30
Anwendungsklasse		II & III	II & III	III	III
Leistung	kW	30	30	30	30
Modulbauweise		*	*	*	*
Mikroprozessor		-	* 3	*	*
Netzanschluß					
Netzspannung	*V*	380	380/480	380	380
Frequenz	*Hz*	50/60	50/60	50	50
Sicherung	*A*	25	25	25	35
Leistung	*kVA*	50	50	o. A.	o. A.
Netzwiderstand	Ω	0,5	0,5	0,5	0,46
Netzangleich		man	aut	aut	aut
Abmessungen	*B x H x T*				
Hauptschaltpult	*mm*	650 x 940 x 440	446 x 130 x 455	494 x 170 x 428	494 x 170 x 428
1. Nebenschaltpult	*mm*	-	446 x 130 x 455	260 x 940 x 450	260 x 940 x 450
2. Nebenschaltpult	*mm*	-	-	-	-
Steuerschrank	*mm*	* 4	570 x 1980 x 362	1000 x 600 x 600	550 x 1950 x 520
HS-Generator	*mm*	* 4	670 x 1010 x 390	im Steuerschrank	631 x 1284 x 556
Gewicht					
Hauptschaltpult	*kg*	260	35	6	6
Steuerschrank	*kg*	* 4	200	225	310
HS-Generator	*kg*	* 4	300	im Steuerschrank	560
Nebenschaltpulte		-	1 + ZG	1 + ZG	1 + ZG
Anschlüsse					
Anwendungsgeräte		6	8	4	4
Strahler [1]		1	1	1	2
Anschlußerweiterung	*max*	-	2	2	2
BV-FS		*	*	o	o
Elektronischer Drucker		-	-	*	*
EDV		-	-	-	-
Drehanodenanlaßgerät		*	*	*	*
Röhrenlastanzeige		o	o	o. A.	-
Prozentwähler		*	*	-	-
Dosisleistungsregelung		o	*	*	*
Flächendosisprodukt		o	o	o separat	o separat
Fehlermeldung		*	*	* mit Speicher	* mit Speicher

Gerätedaten

Generatoren		**Fritz Hofmann** SR 400 E	**Fritz Hofmann** Selector 30	**C.H.F. Müller** Medio 30 CP	**C.H.F. Müller** Medio CM 30
Belichtungsautomatik		*	*	o	o
zum Schichten		-	*	o	o
Einstelltechnik					
Dreipunkttechnik		*	*	*	*
Zweipunkttechnik		-	*	*	*
Einpunkttechnik		-	*	*	*
Programme					
Organautomatik		-	*	o	o
Programmanzahl	*min/max*	-	10	8/80	40
Programmspeicher	*Anwender*	-	-	*	*
	Anbieter	-	*	*	*
Datenanpassung		-	*	*	*
Schichtprogramme		-	*	*	*
Programmanzahl	*min/max*	-	10	1/80	1/40
Patientendickenausgleich		*	*	*	*
Parameterkorrektur [2]		-	-	o. A.	-
Aufnahmezähler		*	*	*	*
Nachaufnahmeanzeige		-	o	*	*
Spannungsform		Sechspuls	Sechspuls	Mittelfrequenz	Zwölfpuls
Belastungssystem	*konstant*	*	*	*	*
	fallend	-	o	*	*
Spannung & Strom					
Aufnahmespannung	*kV*	38 – 125	35 – 125	40 – 150	40 – 125
Aufnahmestabilisierung		-	* [5]	o. A.	o. A.
Aufnahmestrom	*mA*	530/320/230	530/315/210	400/320/250/200	500
bei	*kV*	60/100/125	60/100/125	80/100/125/150	60
mAs bei Aufnahme	*mAs*	2 – 500	2 – 1000	2 – 800	2 – 600
Durchleuchtungsspan.	*kV*	38 – 110	35 – 110	40 – 110	40 – 110
Durchleuchtungsstrom	*mA*	strahlerabhängig	strahlerabhängig	0,1 – 3	0,1 – 3
Mammographiespannung	*kV*	-	15 – 42	o. A.	-
mAs bei Mammographie	*mAs*	-	2 – 1000	o. A.	-
Schaltzeit	*ms*	10	5	3	3
mit Belichtungsautom.	*ms*	5	5	3	2
Schaltfolge	*max B/s*	8	8	4	6

* in Grundversion enthalten
o optionell gegen Aufpreis
\- entfällt oder nicht vorhanden
1 Angabe in Grundversion

2 Korrektur der Aufnahmeparameter aus der vorangegangenen Durchleuchtung
3 Analogrechner
4 im Einkesselstrahler enthalten
5 Heizstromkorrektur

Gerätedaten

Generatoren		Siemens Polyphos 30	Siemens Polyphos 30 M	Picker International Anatomatic 40	Fritz Hofmann SR 450 E
Anwendungsklasse		**II & III**	**II & III**	**II & III**	**IV**
Leistung	**kW**	**30**	**30**	**40**	**50**
Modulbauweise		*	*	-	*
Mikroprozessor		*	*	-	-
Netzanschluß					
Netzspannung	*V*	380	380	380	380
Frequenz	*Hz*	50/60	50/60	50	50/60
Sicherung	*A*	35	35	20	35
Leistung	*kVA*	23	23	13	85
Netzwiderstand	Ω	≧0,25	≧0,25	0,3	0,2
Netzangleich		aut	aut	aut	man
Abmessungen	*B x H x T*				
Hauptschaltpult	*mm*	612 x 885 x 320	612 x 885 x 320	685 x 1140 x 440	650 x 940 x 440
1. Nebenschaltpult	*mm*	-	-	-	-
2. Nebenschaltpult	*mm*	-	-	-	-
Steuerschrank	*mm*	* [5]	* [5]	o. A.	* [5]
HS-Generator	*mm*	* [5]	* [5]	445 x 800 x 354 [3]	* [5]
Gewicht					
Hauptschaltpult	*kg*	100	85	265	270
Steuerschrank	*kg*	im Schaltpult	im Schaltpult	o. A.	* [5]
HS-Generator	*kg*	* [5]	* [5]	205 [3]	* [5]
Nebenschaltpulte		-	-	-	-
Anschlüsse					
Anwendungsgeräte		5	3	3	6
Strahler [1]		1	1	1	1
Anschlußerweiterung	*max*	2	2	2	-
BV-FS		o	o	-	*
Elektronischer Drucker		-	-	-	-
EDV		-	-	-	-
Drehanodenanlaßgerät		*	*	*	*
Röhrenlastanzeige		-	-	-	o
Prozentwähler		*	-	-	*
Dosisleistungsregelung		o	o	o	o
Flächendosisprodukt		o	o	* separat	o
Fehlermeldung		*	*	*	*

Gerätedaten

Generatoren		Siemens Polyphos 30	Siemens Polyphos 30 M	Picker International Anatomatic 40	Fritz Hofmann SR 450 E
Belichtungsautomatik		o	o	o [4]	*
zum Schichten		-	-	-	-
Einstelltechnik					
Dreipunkttechnik		* bei Schichten	* bei Schichten	-	*
Zweipunkttechnik		*	*	*	-
Einpunkttechnik		o	o	-	-
Programme					
Organautomatik		o	-	*	-
Programmanzahl	*min/max*	7/49	-	23	-
Programmspeicher	*Anwender*	*	-	-	-
	Anbieter	*	-	*	-
Datenanpassung		*	-	*	-
Schichtprogramme		*	-	-	-
Programmanzahl	*min/max*	7/49	-	-	-
Patientendickenausgleich		* 5 Stufen	-	*	*
Parameterkorrektur [2]		-	-	-	-
Aufnahmezähler		o	o	-	*
Nachaufnahmeanzeige		-	o	-	-
Spannungsform		Mittelfrequenz	Mittelfrequenz	Zwölfpuls	Sechspuls
Belastungssystem	*konstant*	o. A.	o. A.	o. A.	*
	fallend	o. A.	o. A.	o. A.	-
Spannung & Strom					
Aufnahmespannung	*kV*	40 – 125	40 – 125	40 – 125	38 – 125
Aufnahmestabilisierung		*	*	-	-
Aufnahmestrom	*mA*	240/300/500	240/300/500	400/200	530/230
bei	*kV*	125/102/60	125/102/60	100/125	100/125
mAs bei Aufnahme	*mAs*	2 – 500	2 – 500	2 – 400	2 – 500
Durchleuchtungsspan.	*kV*	50 – 110	50 – 110	40 – 110	38 – 110
Durchleuchtungsstrom	*mA*	0,5 – 2,7	0,5 – 2,7	1,5	strahlerabhängig
Mammographiespannung	*kV*	-	-	-	-
mAs bei Mammographie	*mAs*	-	-	-	-
Schaltzeit	*ms*	4	4	20	10
mit Belichtungsautom.	*ms*	3	3	20	5
Schaltfolge	*max B/s*	3	3	-	8

* in Grundversion enthalten
o optionell gegen Aufpreis
\- entfällt oder nicht vorhanden
1 Angabe in Grundversion

2 Korrektur der Aufnahmeparameter aus der vorangegangenen Durchleuchtung
3 für 2 Strahleranschlüsse: Abmessungen: 560 x 1080 x 520, Gewicht: 332
4 Nachrüstung ab Seriennr. 140 001
5 im Einkesselstrahler enthalten

Gerätedaten

Generatoren

		Fritz Hofmann SR 452	Fritz Hofmann Selector 50 E	Fritz Hofmann Selector 50/125	Picker International Anatomatic 50
Anwendungsklasse		IV	IV	IV	IV
Leistung	**kW**	**50**	**50**	**50**	**50**
Modulbauweise		*	*	*	-
Mikroprozessor		-	* [3]	* [3]	-
Netzanschluß					
Netzspannung	*V*	380	380/480	380/480	380
Frequenz	*Hz*	50/60	50/60	50/60	50
Sicherung	*A*	35	35	35	20
Leistung	*kVA*	85	75	75	13
Netzwiderstand	Ω	0,2	0,2	0,3	0,3
Netzangleich		man	aut	aut	aut
Abmessungen	*B x H x T*				
Hauptschaltpult	*mm*	650 x 940 x 440	446 x 130 x 455	446 x 130 x 455	685 x 1140 x 440
1. Nebenschaltpult	*mm*	-	-	446 x 130 x 455	-
2. Nebenschaltpult	*mm*	-	-	-	-
Steuerschrank	*mm*	* [6]	570 x 1980 x 362	570 x 1980 x 362	-
HS-Generator	*mm*	600 x 800 x 300	650 x 550 x 402	670 x 1010 x 390	445 x 739 x 354 [4]
Gewicht					
Hauptschaltpult	*kg*	145	35	35	265
Steuerschrank	*kg*	* [6]	200	200	
HS-Generator	*kg*	280	140	300	205 [4]
Nebenschaltpulte		-	ZG	1 + ZG	-
Anschlüsse					
Anwendungsgeräte		6	8	8	3
Strahler [1]		2	1	1	1
Anschlußerweiterung	*max*	-	2	2	2
BV-FS		*	*	*	-
Elektronischer Drucker		-	-	-	-
EDV		-	-	-	-
Drehanodenanlaßgerät		*	*	*	* 50 Hz
Röhrenlastanzeige		o	o	o	-
Prozentwähler		*	*	*	-
Dosisleistungsregelung		o	*	*	-
Flächendosisprodukt		o	o	o	* separat
Fehlermeldung		*	*	*	*

Gerätedaten

Generatoren		**Fritz Hofmann** SR 452	**Fritz Hofmann** Selector 50 E	**Fritz Hofmann** Selector 50/125	**Picker International** Anatomatic 50
Belichtungsautomatik		*	*	*	*
zum Schichten		-	*	*	-
Einstelltechnik					
Dreipunkttechnik		*	*	*	-
Zweipunkttechnik		-	*	*	*
Einpunkttechnik		-	*	*	-
Programme					
Organautomatik		-	*	*	*
Programmanzahl	*min/max*	-	10	10	23
Programmspeicher	*Anwender*	-	-	-	-
	Anbieter	-	*	*	*
Datenanpassung		-	*	*	*
Schichtprogramme		-	*	*	-
Programmanzahl	*min/max*	-	10	10	-
Patientendickenausgleich		*	*	*	*
Parameterkorrektur [2]		-	-	-	-
Aufnahmezähler		*	*	*	-
Nachaufnahmeanzeige		-	o	o	-
Spannungsform		Sechspuls	Sechspuls [7]	Sechspuls	Zwölfpuls
Belastungssystem	*konstant*	*	*	*	o. A.
	fallend	-	o	o	o. A.
Spannung & Strom					
Aufnahmespannung	*kV*	38 – 125	35 – 125	35 – 125	40 – 125 [5]
Aufnahmestabilisierung		-	* [8]	* [8]	o. A.
Aufnahmestrom	*mA*	530/230	660/530/420	850/530/420	500/200
bei	*kV*	100/125	80/100/125	60/100/125	100/125
mAs bei Aufnahme	*mAs*	2 – 500	2 – 1000	2 – 1000	2 – 400
Durchleuchtungsspan.	*kV*	38 – 100	35 – 110	35 – 110	40 – 110 [5]
Durchleuchtungsstrom	*mA*	strahlerabhängig	strahlerabhängig	strahlerabhängig	1,5
Mammographiespannung	*kV*	15 – 42	-	15 – 42	o. A.
mAs bei Mammographie	*mAs*	4 – 1000	-	2 – 1000	o. A.
Schaltzeit	*ms*	10	5	5	20
mit Belichtungsautom.	*ms*	5	5	5	20
Schaltfolge	*max B/s*	8	8	8	o. A.

* in Grundversion enthalten
o optionell gegen Aufpreis
\- entfällt oder nicht vorhanden
1 Angabe in Grundversion
2 Korrektur der Aufnahmeparameter aus der vorangegangenen Durchleuchtung
3 mit Analogrechner
4 für zwei Strahleranschlüsse: Abmessungen: 550 x 1119 x 514, Gewicht: 332
5 stufenlos
6 im Einkesselstrahler enthalten
7 auch als Zwölfpuls lieferbar
8 Heizstromkorrektur

Gerätedaten

Generatoren		**Picker International** Anatomatic 50R/F	**Fritz Hofmann** Selector 50/150	**CGR** Exponent 501 ST	**C.H.F. Müller** Medio 50 CP
Anwendungsklasse		**IV**	**IV**	**IV**	**IV**
Leistung	**kW**	**50**	**50**	**50**	**50**
Modulbauweise		-	*	*	*
Mikroprozessor		-	* [5]	*	*
Netzanschluß					
Netzspannung	*V*	380	380/480	380/480	380
Frequenz	*Hz*	50	50/60	50/60	50
Sicherung	*A*	20	35	50 träge	35
Leistung	*kVA*	13	75	33	o. A.
Netzwiderstand	Ω	0,3	0,2	0,15	0,3
Netzangleich		aut	aut	aut ±10 %	aut
Abmessungen	*B x H x T*				
Hauptschaltpult	*mm*	685 x 1440 x 440	446 x 130 x 455	503 x 1002 x 460	494 x 170 x 428
1. Nebenschaltpult	*mm*	-	446 x 130 x 455	o. A.	260 x 940 x 450
2. Nebenschaltpult	*mm*	-	446 x 130 x 455	-	-
Steuerschrank	*mm*	-	570 x 1980 x 362	1100 x 1950 x 600	1000 x 600 x 600
HS-Generator	*mm*	445 x 739 x 354 [4]	670 x 1260 x 390	im Steuerschrank	im Steuerschrank
Gewicht					
Hauptschaltpult	*kg*	265	35	25	6
Steuerschrank	*kg*		200	765	225
HS-Generator	*kg*	205 [4]	355	im Steuerschrank	im Steuerschrank
Nebenschaltpulte		-	2 + ZG	1	1 + ZG
Anschlüsse					
Anwendungsgeräte		3	8	max 7	4
Strahler [1]		1	2	1	1
Anschlußerweiterung	*max*	2	3	3	2
BV-FS		*	*	*	*
Elektronischer Drucker		-	-	*	o
EDV		-	-	*	-
Drehanodenanlaßgerät		*	*	*	*
Röhrenlastanzeige		-	o	*	o. A.
Prozentwähler		-	*	-	-
Dosisleistungsregelung		*	*	*	*
Flächendosisprodukt		* separat	o	*	o separat
Fehlermeldung		*	*	*	* mit Speicher

Gerätedaten

Generatoren		Picker International Anatomatic 50R/F	Fritz Hofmann Selector 50/150	CGR Exponent 501 ST	C.H.F. Müller Medio 50 CP
Belichtungsautomatik		*	*	*	o
zum Schichten		-	*	*	o
Einstelltechnik					
Dreipunkttechnik		-	*	*	*
Zweipunkttechnik		*	*	*	*
Einpunkttechnik		-	*	-	*
Programme					
Organautomatik		*	*	*	o
Programmanzahl	*min/max*	23	10	79/89	8/80
Programmspeicher	*Anwender*	-	-	*	*
	Anbieter	*	*	o	*
Datenanpassung		*	*	*	*
Schichtprogramme		-	*	*	*
Programmanzahl	*min/max*	-	10	79/89	1/80
Patientendickenausgleich		*	*	*	*
Parameterkorrektur 2		-	-	*	o. A.
Aufnahmezähler		-	*	*	*
Nachaufnahmeanzeige		-	o	*	*
Spannungsform		Zwölfpuls	Zwölfpuls	Zwölfpuls	Mittelfrequenz
Belastungssystem	*konstant*	o. A.	*	o. A.	*
	fallend	o. A.	o	o. A.	*
Spannung & Strom					
Aufnahmespannung	*kV*	40 – 125 6	40 – 150	35 – 150	40 – 150
Aufnahmestabilisierung		o. A.	* 3	*	o. A.
Aufnahmestrom	*mA*	500/200	850/530/420/315	800/320	600
bei	*kV*	100/125	60/100/125/150	60/150	80
mAs bei Aufnahme	*mAs*	2 – 400	2 – 1000	1 – 800	2 – 800
Durchleuchtungsspan.	*kV*	40 – 110 6	35 – 110	35 – 125	40 – 110
Durchleuchtungsstrom	*mA*	1,5	strahlerabhängig	0,5 – 5	0,1 – 3
Mammographiespannung	*kV*	o. A.	15 – 50	-	o. A.
mAs bei Mammographie	*mAs*	o. A.	2 – 1000	-	o. A.
Schaltzeit	*ms*	20	5	1	3
mit Belichtungsautom.	*ms*	20	5	3	3
Schaltfolge	*max B/s*	o. A.	8	12	4

* in Grundversion enthalten
o optionell gegen Aufpreis
\- entfällt oder nicht vorhanden
1 Angabe in Grundversion
2 Korrektur der Aufnahmeparameter aus der vorangegangenen Durchleuchtung
3 Heizstromkorrektur
4 für zwei Strahleranschlüsse: Abmessungen: 550 x 1119 x 514, Gewicht: 332
5 mit Analogrechner
6 stufenlos

Gerätedaten

Generatoren		C.H.F. Müller Medio CM 50	Siemens Tridoros 512 MP	Siemens Polyphos 50	CGR Process 500 ST
Anwendungsklasse		IV	IV	IV	IV
Leistung	kW	50	50	50	50
Modulbauweise		*	*	*	*
Mikroprozessor		*	*	*	*
Netzanschluß					
Netzspannung	*V*	380	380/480	380/415	380/480
Frequenz	*Hz*	50	50/60	50/60	50/60
Sicherung	*A*	35	64	50	50 träge
Leistung	*kVA*	o. A.	42	33	33
Netzwiderstand	Ω	0,36	≧0,15	≧0,15	0,15
Netzangleich		aut	aut [3]	aut [3]	aut ±10 %
Abmessungen	*B x H x T*				
Hauptschaltpult	*mm*	494 x 170 x 428	612 x 885 x 320	858 x 885 x 320	503 x 1002 x 460
1. Nebenschaltpult	*mm*	260 x 940 x 450	-	-	o. A.
2. Nebenschaltpult	*mm*	-	-	-	-
Steuerschrank	*mm*	550 x 1950 x 520	820 x 2135 x 320	im Schaltpult	1100 x 1950 x 600
HS-Generator	*mm*	631 x 1284 x 556	720 x 1103 x 316	* [4]	im Steuerschrank
Gewicht					
Hauptschaltpult	*kg*	6	100	100	25
Steuerschrank	*kg*	310	195	im Schaltpult	765
HS-Generator	*kg*	560	320	* [4]	im Steuerschrank
Nebenschaltpulte		1 + ZG	-	-	1
Anschlüsse					
Anwendungsgeräte		4	5	5	max 7
Strahler [1]		2	2	1	1
Anschlußerweiterung	*max*	-	3	2	3
BV-FS		*	o	o	*
Elektronischer Drucker		o	-	-	*
EDV		-	-	-	*
Drehanodenanlaßgerät		*	*	*	*
Röhrenlastanzeige		-	o	o	*
Prozentwähler		-	*	*	-
Dosisleistungsregelung		*	o	o	*
Flächendosisprodukt		o separat	o	o	*
Fehlermeldung		* mit Speicher	* intern	* intern	*

Gerätedaten

Generatoren		**C.H.F. Müller** Medio CM 50	**Siemens** Tridoros 512 MP	**Siemens** Polyphos 50	**CGR** Process 500 ST
Belichtungsautomatik		o	o	o	*
zum Schichten		o	o	-	*
Einstelltechnik					
Dreipunkttechnik		*	* bei Schichten	* bei Schichten	*
Zweipunkttechnik		*	*	*	*
Einpunkttechnik		*	o	o	*
Programme					
Organautomatik		o	o	o	*
Programmanzahl	*min/max*	40	7/49	7/49	79/89
Programmspeicher	*Anwender*	*	*	*	*
	Anbieter	*	*	*	o
Datenanpassung		*	*	*	*
Schichtprogramme		*	*	*	*
Programmanzahl	*min/max*	1/40	7/49	7/49	79/89
Patientendickenausgleich		*	* 5 Stufen	* 5 Stufen	*
Parameterkorrektur 2		-	o	o	*
Aufnahmezähler ,		*	o	o	*
Nachaufnahmeanzeige		*	*	o	*
Spannungsform		Zwölfpuls	Zwölfpuls	Mittelfrequenz	Zwölfpuls
Belastungssystem	*konstant*	*	*	o. A.	o. A.
	fallend	*	o. A.	*	o. A.
Spannung & Strom					
Aufnahmespannung	*kV*	40 – 125	40 – 150	40 – 125	35 – 150
Aufnahmestabilisierung		o. A.	*	*	*
Aufnahmestrom	*mA*	640	270/500/730	400/500/700	800/320
bei	*kV*	80	150/102/60	125/102/70	60/150
mAs bei Aufnahme	*mAs*	2 – 600	2 – 500	1,2 – 500	1 – 800
Durchleuchtungsspan.	*kV*	40 – 110	50 – 110	50 – 110	35 – 125
Durchleuchtungsstrom	*mA*	0,1 – 3	0,7 – 4,1	0,5 – 2,7	0,5 – 5
Mammographiespannung	*kV*	-	25 – 48	-	-
mAs bei Mammographie	*mAs*	-	2 – 800	-	-
Schaltzeit	*ms*	3	3	2	1
mit Belichtungsautom.	*ms*	2	3	2	3
Schaltfolge	*max B/s*	6	8	8	12

* in Grundversion enthalten
o optionell gegen Aufpreis
\- entfällt oder nicht vorhanden
1 Angabe in Grundversion
2 Korrektur der Aufnahmeparameter aus der vorangegangenen Durchleuchtung
3 während der Aufnahme
4 im Einkesselstrahler enthalten

tkb Gerätedaten

Generatoren

		C.H.F. Müller Super CM 50	C.H.F. Müller Super 50 CP	Siemens Polydoros 50	General Electric MSX 50
Anwendungsklasse		IV	IV	IV	IV
Leistung	kW	50	50	50	50
Modulbauweise		*	*	*	*
Mikroprozessor		*	*	*	*
Netzanschluß					
Netzspannung	*V*	380	380	380/480	360/480
Frequenz	*Hz*	50	50	50/60	50/60
Sicherung	*A*	35	35	80	60
Leistung	*kVA*	o. A.	o. A.	41,5/52,4	max 80
Netzwiderstand	Ω	0,21	0,3	≧0,15 – ≧0,24	0,1
Netzangleich		aut	aut	aut	aut
Abmessungen	*B x H x T*				
Hauptschaltpult	*mm*	494 x 170 x 428	494 x 170 x 428	612 x 885 x 320	841 x 1102 x 480
1. Nebenschaltpult	*mm*	470 x 940 x 442	494 x 170 x 428	372 x 885 x 320	451 x 1102 x 480
2. Nebenschaltpult	*mm*	470 x 940 x 442	680 x 940 x 450	-	-
Steuerschrank	*mm*	550 x 1950 x 520	550 x 1950 x 520	820 x 2130 x 320	840 x 2000 x 362
HS-Generator	*mm*	631 x 1284 x 556	390 x 1100 x 520	im Steuerschrank	551 x 1020 x 551
Gewicht					
Hauptschaltpult	*kg*	6	6	11 (ohne Fuß)	60
Steuerschrank	*kg*	310	250	300	198
HS-Generator	*kg*	560	140	-	450
Nebenschaltpulte		3 + ZG	3 + ZG	2	-
Anschlüsse					
Anwendungsgeräte		6	8	8	7
Strahler [1]		2	2	2	3
Anschlußerweiterung	*max*	3	3	4	3
BV-FS		*	*	*	*
Elektronischer Drucker		o	o	o	-
EDV		*	o	o	-
Drehanodenanlaßgerät		*	*	*	*
Röhrenlastanzeige		o	o	o	*
Prozentwähler		*	*	*	*
Dosisleistungsregelung		*	*	o	*
Flächendosisprodukt		o	o	o	o
Fehlermeldung		* mit Speicher	* mit Speicher	*	*

Gerätedaten

Generatoren		C.H.F. Müller Super CM 50	C.H.F. Müller Super 50 CP	Siemens Polydoros 50	General Electric MSX 50
Belichtungsautomatik		o	o	o	*
zum Schichten		o	o	o	*
Einstelltechnik					
Dreipunkttechnik		*	*	*	*
Zweipunkttechnik		*	*	*	*
Einpunkttechnik		*	*	o	*
Programme					
Organautomatik		o	o	o	*
Programmanzahl	*min/max*	8/240	8/240	7/ca.340	196
Programmspeicher	*Anwender*	*	*	*	-
	Anbieter	*	*	*	*
Datenanpassung		*	*	*	*
Schichtprogramme		*	*	*	*
Programmanzahl	*min/max*	1/240	1/240	7/98	196
Patientendickenausgleich		*	*	* 5 Stufen	*
Parameterkorrektur [2]		o	o	o	*
Aufnahmezähler		*	*	o	*
Nachaufnahmeanzeige		*	*	*	*
Spannungsform		Zwölfpuls	Mittelfrequenz	Mittelfrequenz	Zwölfpuls
Belastungssystem	*konstant*	*	*	* [5]	o. A.
	fallend	*	*	* [3]	o. A.
Spannung & Strom					
Aufnahmespannung	*kV*	40 – 150	40 – 150	40 – 150	50 – 150
Aufnahmestabilisierung		* [4]	ja	*	*
Aufnahmestrom	*mA*	850/640/500 [6]	850	800/500/400/330	640/500 [6]
bei	*kV*	60/80/100/125	60	62/102/125/150	80/100/125/150
mAs bei Aufnahme	*mAs*	0,5 – 850	0,5 – 850	0,5 – 800	0,64 – 640
Durchleuchtungsspan.	*kV*	40 – 110	40 – 110	40 – 110	50 – 120
Durchleuchtungsstrom	*mA*	0,1 – 3	0,1 – 3/6/30	0,5 – 4,1	0 – 10
Mammographiespannung	*kV*	o. A.	o. A.	25 – 49	24 – 50
mAs bei Mammographie	*mAs*	o. A.	o. A.	0,5 – 800	0,64 – 640
Schaltzeit	*ms*	1	1	1	1
mit Belichtungsautom.	*ms*	2	2	1	2
Schaltfolge	*max B/s*	8	o. A.	100	12

* in Grundversion enthalten
o optionell gegen Aufpreis
\- entfällt oder nicht vorhanden
1 Angabe in Grundversion
2 Korrektur der Aufnahmeparameter aus der vorangegangenen Durchleuchtung
3 Einpunkttechnik
4 bei fallender Last
5 Zwei- und Dreipunkttechnik
6 sowie 400/320

Gerätedaten

Generatoren		C.H.F. Müller Super 702	CGR Masix 50	Römed EDR – 750/B	CGR Phasix 60
Anwendungsklasse		**IV**	**IV**	**II & III**	**IV**
Leistung	**kW**	**50**	**50**	**54**	**60**
Modulbauweise		o. A.	*	-	*
Mikroprozessor		o. A.	*	-	*
Netzanschluß					
Netzspannung	*V*	380	380/440	380	380
Frequenz	*Hz*	50	50/60	50/60	50/60
Sicherung	*A*	35	o. A.	3 x 35	o. A.
Leistung	*kVA*	o. A.	o. A.	60	60
Netzwiderstand	Ω	0,3	0,1/0,14	3 x 0,3	0,2
Netzangleich		aut	o. A.	aut	o. A.
Abmessungen	*B x H x T*				
Hauptschaltpult	*mm*	870 x 930 x 405	o. A.	520 x 1500 x 220	o. A.
1. Nebenschaltpult	*mm*	-	o. A.	-	o. A.
2. Nebenschaltpult	*mm*	-	o. A.	-	o. A.
Steuerschrank	*mm*	550 x 1022 x 320	600 x 1940 x 450	483 x o. A. x o. A.	o. A.
HS-Generator	*mm*	455 x 985 x 645	950 x 1000 x 550	520 x 900 x 520	950 x 1950 x 420
Gewicht					
Hauptschaltpult	*kg*	180	o. A.	60	o. A.
Steuerschrank	*kg*	29	220	o. A.	o. A.
HS-Generator	*kg*	300	522	500	360
Nebenschaltpulte		-	o. A.	o. A.	o. A.
Anschlüsse					
Anwendungsgeräte		6	o. A.	8	o. A.
Strahler [1]		2	1	2	2
Anschlußerweiterung	*max*	3	3	3	3
BV-FS		*	*	*	*
Elektronischer Drucker		-	o. A.	-	-
EDV		-	o. A.	-	-
Drehanodenanlaßgerät		*	o. A.	*	o. A.
Röhrenlastanzeige		o. A.	*	*	*
Prozentwähler		*	*	-	o. A.
Dosisleistungsregelung		*	*	*	*
Flächendosisprodukt		*	o. A.	-	o. A.
Fehlermeldung		o. A.	o. A.	*	o. A.

tkb Gerätedaten

Generatoren		C.H.F. Müller Super 702	CGR Masix 50	Römed EDR – 750/B	CGR Phasix 60
Belichtungsautomatik		o	o. A.	*	*
zum Schichten		o. A.	o. A.	*	*
Einstelltechnik					
Dreipunkttechnik		*	*	*	*
Zweipunkttechnik		*	*	o. A.	*
Einpunkttechnik		*	-	*	*
Programme					
Organautomatik		-	*	-	*
Programmanzahl	*min/max*	-	o. A.	-	16/ -
Programmspeicher	*Anwender*	-	o. A.	-	o. A.
	Anbieter	-	o. A.	-	o. A.
Datenanpassung		-	o. A.	-	o. A.
Schichtprogramme		-	o. A.	-	o. A.
Programmanzahl	*min/max*	-	o. A.	-	o. A.
Patientendickenausgleich		*	o. A.	o. A.	o. A.
Parameterkorrektur [2]		o. A.	*	-	o. A.
Aufnahmezähler		o. A.	o. A.	*	o. A.
Nachaufnahmeanzeige		o. A.	o. A.	-	o. A.
Spannungsform		Sechspuls	Zwölfpuls	Sechspuls	Mittelfrequenz
Belastungssystem	*konstant*	*	o. A.	o. A.	o. A.
	fallend	*	o. A.	o. A.	*
Spannung & Strom					
Aufnahmespannung	*kV*	40 – 125	150	35 – 125	40 – 150
Aufnahmestabilisierung		* [3]	*	*	o. A.
Aufnahmestrom	*mA*	700/700/600/250	320/500/800	700/600/300	65/74/100/150
bei	*kV*	40/70/90/125	150/100/60	90/100/125	800/750/600 [4]
mAs bei Aufnahme	*mAs*	1 – 600	o. A.	2 – 1000	0,4 – 1250
Durchleuchtungsspan.	*kV*	40 – 100	40 – 120	50 – 115	50 – 120
Durchleuchtungsstrom	*mA*	0,1 – 6	0,35 – 4,5	0 – 5	0,4 – 6
Mammographiespannung	*kV*	o. A.	o. A.	17 – 35	24 – 48
mAs bei Mammographie	*mAs*	o. A.	o. A.	2 – 1000	o. A.
Schaltzeit	*ms*	10	1	10	1
mit Belichtungsautom.	*ms*	5	o. A.	o. A.	o. A.
Schaltfolge	*max B/s*	6	o. A.	7	o. A.

* in Grundversion enthalten
o optionell gegen Aufpreis
\- entfällt oder nicht vorhanden
1 Angabe in Grundversion

2 Korrektur der Aufnahmeparameter aus der vorangegangenen Durchleuchtung
3 bei fallender Last
4 sowie 400

Gerätedaten

Generatoren		**Elscint** Taurus LS 75	**Siemens** Tridoros 712 MP	**Picker International** Vector 70	**Elscint** Taurus LS 85
Anwendungsklasse		IV	IV	IV	IV
Leistung	**kW**	**65**	**70**	**70**	**75**
Modulbauweise		-	*	o. A.	-
Mikroprozessor		-	*	*	-
Netzanschluß					
Netzspannung	*V*	220/380/440	380/480	380	220/380/440
Frequenz	*Hz*	50/60	50/60	50	50/60
Sicherung	*A*	o. A.	64	50	o. A.
Leistung	*kVA*	98	42	33	120
Netzwiderstand	Ω	0,3	≧0,12	0,2	0,3
Netzangleich		aut	aut [3]	aut	aut
Abmessungen	*B x H x T*				
Hauptschaltpult	*mm*	525 x 950 x 470	612 x 885 x 320	530 x 1045 x 450	525 x 950 x 470
1. Nebenschaltpult	*mm*	-	-	530 x 1045 x 450	-
2. Nebenschaltpult	*mm*	-	-	-	-
Steuerschrank	*mm*	565 x 1810 x 370	820 x 2135 x 320	561 x 1982 x 407	565 x 1810 x 370
HS-Generator	*mm*	750 x 870 x 540	720 x 1103 x 316	550 x 1119 x 514	850 x 950 x 540
Gewicht					
Hauptschaltpult	*kg*	50	100	36	50
Steuerschrank	*kg*	265	195	442	265
HS-Generator	*kg*	305	320	436	415
Nebenschaltpulte		-	-	1	-
Anschlüsse					
Anwendungsgeräte		8	5	6	8
Strahler [1]		4	2	3	4
Anschlußerweiterung	*max*	-	3	4	-
BV-FS		*	o	*	*
Elektronischer Drucker		-	-	-	-
EDV		-	-	-	-
Drehanodenanlaßgerät		*	*	*	*
Röhrenlastanzeige		-	o	*	-
Prozentwähler		-	*	*	-
Dosisleistungsregelung		*	o	*	*
Flächendosisprodukt		o	o	o. A.	o
Fehlermeldung		*	* intern	*	*

Gerätedaten

Generatoren		**Elscint** Taurus LS 75	**Siemens** Tridoros 712 MP	**Picker International** Vector 70	**Elscint** Taurus LS 85
Belichtungsautomatik		o	o	*	o
zum Schichten		-	o	o	-
Einstelltechnik					
Dreipunkttechnik		*	o bei Schichten	*	*
Zweipunkttechnik		-	*	*	-
Einpunkttechnik		-	o	*	-
Programme					
Organautomatik		-	o	*	-
Programmanzahl	*min/max*	-	7/49	48/103	-
Programmspeicher	*Anwender*	-	*	* [6]	-
	Anbieter	-	*	* [6]	-
Datenanpassung		-	*	*	-
Schichtprogramme		-	*	*	-
Programmanzahl	*min/max*	-	7/49	1/12	-
Patientendickenausgleich		-	* 5 Stufen	*	-
Parameterkorrektur [2]		-	o	o. A.	-
Aufnahmezähler		-	o	*	-
Nachaufnahmeanzeige		-	*	*	-
Spannungsform		Sechspuls	Zwölfpuls	Zwölfpuls	Sechspuls
Belastungssystem	*konstant*	o. A.	*	o. A.	o. A.
	fallend	o. A.	o. A.	o. A.	o. A.
Spannung & Strom					
Aufnahmespannung	*kV*	40 – 125	40 – 150	40 – 150 [4]	40 – 150
Aufnahmestabilisierung		-	*	o. A.	-
Aufnahmestrom	*mA*	750	370/700/1000	1000/700/550 [7]	850
bei	*kV*	100	150/102/60	70/100/125/150	100
mAs bei Aufnahme	*mAs*	1 – 600	2 – 500	1 – 500 [5]	1 – 600
Durchleuchtungsspan.	*kV*	50 – 105	50 – 110	40 – 110/125 [4]	50 – 110
Durchleuchtungsstrom	*mA*	0,5 – 5	0,7 – 4,1	0,5 – 8	0,5 – 5
Mammographiespannung	*kV*	o. A.	25 – 48	25 – 40 [4]	o. A.
mAs bei Mammographie	*mAs*	o. A.	2 – 800	40 – 1500 [5]	o. A.
Schaltzeit	*ms*	3	3	2	3
mit Belichtungsautom.	*ms*	3	3	2	3
Schaltfolge	*max B/s*	12	8	12	12

* in Grundversion enthalten
o optionell gegen Aufpreis
- entfällt oder nicht vorhanden
1 Angabe in Grundversion
2 Korrektur der Aufnahmeparameter aus der vorangegangenen Durchleuchtung
3 während der Aufnahme
4 stufenlos
5 in Stufen
6 4 Programme vom Anwender, 44 vom Anbieter zu speichern
7 sowie 450

Gerätedaten

Generatoren		Fritz Hofmann Selector 80/150	Fritz Hofmann Selector 80/150T	Picker International Transix 800 S	CGR Exponent 801 ST
Anwendungsklasse		IV	IV	IV	IV
Leistung	**kW**	**80**	**80**	**80**	**80**
Modulbauweise		*	*	-	*
Mikroprozessor		* [3]	*	-	*
Netzanschluß					
Netzspannung	*V*	380/480	380/480	344/438	380/480
Frequenz	*Hz*	50/60	50/60	50/60	50/60
Sicherung	*A*	50	50	35	50
Leistung	*kVA*	132	132	23	33
Netzwiderstand	Ω	0,2	0,2	0,3	0,15
Netzangleich		aut	aut	aut	aut ±10 %
Abmessungen	*B x H x T*				
Hauptschaltpult	*mm*	446 x 130 x 455	446 x 130 x 455	650 x 1436 x 380	503 x 1002 x 460
1. Nebenschaltpult	*mm*	446 x 130 x 455	446 x 130 x 455	-	503 x 1002 x 460
2. Nebenschaltpult	*mm*	446 x 130 x 455	446 x 130 x 455	-	-
Steuerschrank	*mm*	570 x 1980 x 362	570 x 1980 x 362	552 x 1140 x 350	110 x 1950 x 600
HS-Generator	*mm*	670 x 1260 x 390	670 x 1460 x 390	550 x 1119 x 514	im Steuerschrank
Gewicht					
Hauptschaltpult	*kg*	35	35	309	25
Steuerschrank	*kg*	200	200	79	765
HS-Generator	*kg*	355	385	384	im Steuerschrank
Nebenschaltpulte		2 + ZG	2 + ZG	-	1
Anschlüsse					
Anwendungsgeräte		8	8	6	7
Strahler [1]		2	2	2	1
Anschlußerweiterung	*max*	3	3	3	3
BV-FS		*	*	*	*
Elektronischer Drucker		-	-	-	*
EDV		-	-	-	*
Drehanodenanlaßgerät		*	*	*	*
Röhrenlastanzeige		o	o	-	*
Prozentwähler		*	*	-	-
Dosisleistungsregelung		*	*	*	*
Flächendosisprodukt		o	o	* separat	*
Fehlermeldung		*	*	*	*

Gerätedaten

Generatoren		Fritz Hofmann Selector 80/150	Fritz Hofmann Selector 80/150T	Picker International Transix 800 S	CGR Exponent 801 ST
Belichtungsautomatik		*	*	*	*
zum Schichten		*	*	-	*
Einstelltechnik					
Dreipunkttechnik		*	*	*	*
Zweipunkttechnik		*	*	*	*
Einpunkttechnik		*	*	*	-
Programme					
Organautomatik		*	*	* [5]	*
Programmanzahl	*min/max*	10	10	22	79/89
Programmspeicher	*Anwender*	-	-	-	*
	Anbieter	*	*	*	o
Datenanpassung		*	*	o. A.	*
Schichtprogramme		*	*	-	*
Programmanzahl	*min/max*	10	10	-	79/86
Patientendickenausgleich		*	*	* [5]	*
Parameterkorrektur [2]		-	-	-	*
Aufnahmezähler		*	*	*	*
Nachaufnahmeanzeige		o	o	o. A.	*
Spannungsform		Zwölfpuls	Zwölfpuls	Zwölfpuls	Zwölfpuls
Belastungssystem	*konstant*	*	*	o. A.	o. A.
	fallend	o	o	o. A.	o. A.
Spannung & Strom					
Aufnahmespannung	*kV*	40 – 150	40 – 150	20 – 150	35 – 150
Aufnahmestabilisierung		* [4]	* [4]	o. A.	*
Aufnahmestrom	*mA*	850/850/660/530	850/850/660/530	800/600/300	1000/500
bei	*kV*	60/100/125/150	60/100/125/150	100/125/150	80/150
mAs bei Aufnahme	*mAs*	2 – 1000	2 – 1000	1600	1 – 800
Durchleuchtungsspan.	*kV*	35 – 110	35 – 110	40 – 110	35 – 125
Durchleuchtungsstrom	*mA*	strahlerabhängig	strahlerabhängig	0,1 – 5	0,5 – 5
Mammographiespannung	*kV*	15 – 50	15 – 50	20 – 35	-
mAs bei Mammographie	*mAs*	2 – 1000	2 – 1000	1200	-
Schaltzeit	*ms*	5	3	3	1
mit Belichtungsautom.	*ms*	5	3	2	3
Schaltfolge	*max B/s*	8	25	12	12

* in Grundversion enthalten
o optionell gegen Aufpreis
\- entfällt oder nicht vorhanden
1 Angabe in Grundversion
2 Korrektur der Aufnahmeparameter aus der vorangegangenen Durchleuchtung
3 Analogrechner
4 Heizstromkorrektur
5 mit Anatomat 22

tkb Gerätedaten

Generatoren		C.H.F. Müller Medio CM 80	C.H.F. Müller Medio 80 CP	Picker International Vector 80	C.H.F. Müller Super 80 CP
Anwendungsklasse		IV	IV	IV	IV
Leistung	kW	80	80	80	80
Modulbauweise		*	*	-	*
Mikroprozessor		*	*	*	*
Netzanschluß					
Netzspannung	*V*	380	380	380	380
Frequenz	*Hz*	50	50	50	50
Sicherung	*A*	50	50	63	50
Leistung	*kVA*	o. A.	o. A.	41	o. A.
Netzwiderstand	Ω	0,21	0,2	0,15	0,2
Netzangleich		aut	aut	aut	aut
Abmessungen	*B x H x T*				
Hauptschaltpult	*mm*	494 x 170 x 428	494 x 170 x 428	530 x 1045 x 450	494 x 170 x 428
1. Nebenschaltpult	*mm*	260 x 940 x 450	260 x 940 x 442	530 x 1045 x 450	494 x 170 x 428
2. Nebenschaltpult	*mm*	-	-	-	680 x 940 x 450
Steuerschrank	*mm*	550 x 1950 x 520	550 x 1950 x 520	561 x 1982 x 407	550 x 1950 x 520
HS-Generator	*mm*	631 x 1284 x 556	im Steuerschrank	im Steuerschrank	390 x 1100 x 520
Gewicht					
Hauptschaltpult	*kg*	6	6	36	6
Steuerschrank	*kg*	310	250	347	250
HS-Generator	*kg*	560	im Steuerschrank	im Steuerschrank	140
Nebenschaltpulte		1 + ZG	1 + ZG	1	3 + ZG
Anschlüsse					
Anwendungsgeräte		4	4	6	8
Strahler [1]		2	1	1	2
Anschlußerweiterung	*max*	-	2	2	3
BV-FS		*	o	*	*
Elektronischer Drucker		*	*	*	o
EDV		-	*	-	o
Drehanodenanlaßgerät		*	*	*	*
Röhrenlastanzeige		-	o. A.	*	o
Prozentwähler		-	-	*	*
Dosisleistungsregelung		*	*	*	*
Flächendosisprodukt		o separat	o separat	o	o
Fehlermeldung		* mit Speicher	* mit Speicher	*	* mit Speicher

Gerätedaten

Generatoren

		C.H.F. Müller Medio CM 80	C.H.F. Müller Medio 80 CP	Picker International Vector 80	C.H.F. Müller Super 80 CP
Belichtungsautomatik		o	o	*	o
zum Schichten		o	o	o	o
Einstelltechnik					
Dreipunkttechnik		*	*	*	*
Zweipunkttechnik		*	*	*	*
Einpunkttechnik		*	*	*	*
Programme					
Organautomatik		o	o	*	o
Programmanzahl	*min/max*	40	8/80	48/103	8/240
Programmspeicher	*Anwender*	*	*	*	*
	Anbieter	*	*	*	*
Datenanpassung		*	*	*	*
Schichtprogramme		*	*	*	*
Programmanzahl	*min/max*	1/40	1/80	1/12	1/80
Patientendickenausgleich		*	*	*	*
Parameterkorrektur [2]		-	o. A.	-	o
Aufnahmezähler		*	*	*	*
Nachaufnahmeanzeige		*	*	*	*
Spannungsform		Zwölfpuls	Mittelfrequenz	Mittelfrequenz	Mittelfrequenz
Belastungssystem	*konstant*	*	*	o. A.	*
	fallend	*	*	o. A.	*
Spannung & Strom					
Aufnahmespannung	*kV*	40 – 125	40 – 150	40 – 150	40 – 150
Aufnahmestabilisierung		o. A.	o. A.	o. A.	*
Aufnahmestrom	*mA*	1000	1000	800/640/530	1000
bei	*kV*	80	80	100/125/150	80
mAs bei Aufnahme	*mAs*	2 – 850	2 – 800	1 – 500 [3]	0,5 – 850
Durchleuchtungsspan.	*kV*	40 – 110	40 – 110	40 – 110/125	40 – 110
Durchleuchtungsstrom	*mA*	0,1 – 3	0,1 – 3	0,5 – 8	0,1 – 3/6/30
Mammographiespannung	*kV*	-	o. A.	25 – 40	-
mAs bei Mammographie	*mAs*	-	o. A.	40 – 1500 [3]	-
Schaltzeit	*ms*	3	3	1	1
mit Belichtungsautom.	*ms*	2	3	1	2
Schaltfolge	*max B/s*	6	4	25	o. A.

* in Grundversion enthalten
o optionell gegen Aufpreis
\- entfällt oder nicht vorhanden

1 Angabe in Grundversion
2 Korrektur der Aufnahmeparameter aus der vorangegangenen Durchleuchtung
3 in Stufen

Gerätedaten

Generatoren		**C.H.F. Müller** Super CM 80	**CGR** Process 800 ST	**Siemens** Polydoros 80	**C.H.F. Müller** Maximus CM80
Anwendungsklasse		IV	IV	IV	IV
Leistung	**kW**	**80**	**80**	**80**	**80**
Modulbauweise		*	*	*	*
Mikroprozessor		*	*	*	*
Netzanschluß					
Netzspannung	*V*	380	380/480	380/480	380
Frequenz	*Hz*	50	50/60	50/60	50
Sicherung	*A*	50	50	80	50
Leistung	*kVA*	o. A.	33	41,5 – 52,4	o. A.
Netzwiderstand	Ω	0,21	0,15	0,12 – 0,24	0,21
Netzangleich		aut	aut ±10 %	aut	aut
Abmessungen	*B x H x T*				
Hauptschaltpult	*mm*	494 x 170 x 428	503 x 1002 x 460	612 x 885 x 320	470 x 940 x 450
1. Nebenschaltpult	*mm*	470 x 940 x 442	503 x 1002 x 460	372 x 885 x 320	680 x 940 x 450
2. Nebenschaltpult	*mm*	470 x 940 x 442	-	-	680 x 940 x 450
Steuerschrank	*mm*	550 x 1950 x 520	110 x 1950 x 600	820 x 2130 x 320	550 x 1950 x 520
HS-Generator	*mm*	631 x 1284 x 556	im Steuerschrank	im Steuerschrank	640 x 1220 x 560
Gewicht					
Hauptschaltpult	*kg*	6	25	11	40
Steuerschrank	*kg*	310	765	250	310
HS-Generator	*kg*	560	im Steuerschrank	im Steuerschrank	560
Nebenschaltpulte		3 + ZG	1	2	3 + ZG
Anschlüsse					
Anwendungsgeräte		6	7	8	8
Strahler [1]		2	1	2	3
Anschlußerweiterung	*max*	3	3	4	4
BV-FS		*	*	*	*
Elektronischer Drucker		o	*	o	o
EDV		*	*	o	*
Drehanodenanlaßgerät		*	*	*	*
Röhrenlastanzeige		o	*	o	o
Prozentwähler		o. A.	-	*	*
Dosisleistungsregelung		*	*	o	*
Flächendosisprodukt		o	*	o	o
Fehlermeldung		* mit Speicher	*	*	*

Gerätedaten

Generatoren		**C.H.F. Müller** Super CM 80	**CGR** Process 800 ST	**Siemens** Polydoros 80	**C.H.F. Müller** Maximus CM80
Belichtungsautomatik		o	*	o	*
zum Schichten		o	*	o	o
Einstelltechnik					
Dreipunkttechnik		*	*	*	*
Zweipunkttechnik		*	*	*	*
Einpunkttechnik		*	*	o	*
Programme					
Organautomatik		o	*	o	*
Programmanzahl	*min/max*	8/240	79/89	7/340	8/240
Programmspeicher	*Anwender*	*	*	*	o. A.
	Anbieter	*	o	*	*
Datenanpassung		*	*	*	*
Schichtprogramme		*	*	*	*
Programmanzahl	*min/max*	1/80	79/86	7/98	1/240
Patientendickenausgleich		*	*	* 5 Stufen	*
Parameterkorrektur [2]		o	*	o	o
Aufnahmezähler		*	*	*	*
Nachaufnahmeanzeige		*	*	*	*
Spannungsform		Zwölfpuls	Zwölfpuls	Mittelfrequenz	Zwölfpuls
Belastungssystem	*konstant*	*	o. A.	* [8]	*
	fallend	*	o. A.	* [9]	*
Spannung & Strom					
Aufnahmespannung	*kV*	40 – 150	35 – 150	40 – 150	40 – 150
Aufnahmestabilisierung		* [3]	*	* [5]	* [3]
Aufnahmestrom	*mA*	1000/800/400 [6]	1000/500	1000/800/530 [6]	1000/800/460 [6]
bei	*kV*	60/80/100/125 [7]	80/150	80/102/125/150	80/100/125/150
mAs bei Aufnahme	*mAs*	0,5 – 850	1 – 800	0,5 – 800	0,5 – 999
Durchleuchtungsspan.	*kV*	40 – 110	35 – 125	40 & 110	40 – 110
Durchleuchtungsstrom	*mA*	0,1 – 3	0,5 – 5	0,5 & 4,1	0,1 – 3/6 [4]
Mammographiespannung	*kV*	o. A.	-	25 – 49	o. A.
mAs bei Mammographie	*mAs*	o. A.	-	0,5 – 800	o. A.
Schaltzeit	*ms*	1	1	1	1
mit Belichtungsautom.	*ms*	2	3	1	2
Schaltfolge	*max B/s*	8	12	100	8

* in Grundversion enthalten
o optionell gegen Aufpreis
\- entfällt oder nicht vorhanden
1 Angabe in Grundversion
2 Korrektur der Aufnahmeparameter aus der vorangegangenen Durchleuchtung
3 bei fallender Last
4 für Sondertechniken
5 Wechselrichter
6 sowie 640
7 sowie 150
8 Zwei- und Dreipunkttechnik
9 Einpunkttechnik

Gerätedaten

Generatoren

		General Electric MPX 80	General Electric MSX 80	CGR Masix 80	Picker International Transix 1000 S
Anwendungsklasse		**IV**	**IV**	**IV**	**IV**
Leistung	**kW**	**80**	**80**	**80**	**90**
Modulbauweise		*	*	*	-
Mikroprozessor		*	*	*	-
Netzanschluß					
Netzspannung	*V*	360/480	360/480	380/440	344/438
Frequenz	*Hz*	50/60	50/60	50/60	50/60
Sicherung	*A*	100	100	o. A.	35
Leistung	*kVA*	100	100	o. A.	23
Netzwiderstand	Ω	0,1	0,1	0,1/0,14	0,3
Netzangleich		aut	aut	o. A.	aut
Abmessungen	*B x H x T*				
Hauptschaltpult	*mm*	841 x 1102 x 480	841 x 1102 x 480	o. A.	650 x 1436 x 380
1. Nebenschaltpult	*mm*	451 x 1102 x 480	451 x 1102 x 480	o. A.	-
2. Nebenschaltpult	*mm*	-	-	o. A.	-
Steuerschrank	*mm*	838 x 2007 x 381	840 x 2000 x 362	600 x 1940 x 450	552 x 1140 x 350
HS-Generator	*mm*	551 x 1020 x 551	551 x 1020 x 551	950 x 1000 x 550	550 x 1119 x 514
Gewicht					
Hauptschaltpult	*kg*	58	60	o. A.	309
Steuerschrank	*kg*	166	198	220	79
HS-Generator	*kg*	454	450	522	384
Nebenschaltpulte		4	-	o. A.	-
Anschlüsse					
Anwendungsgeräte		7	7	o. A.	6
Strahler [1]		3	3	1	2
Anschlußerweiterung	*max*	4	-	3	3
BV-FS		*	*	*	*
Elektronischer Drucker		o	-	o. A.	-
EDV		o	-	o. A.	-
Drehanodenanlaßgerät		*	*	o. A.	*
Röhrenlastanzeige		*	*	*	-
Prozentwähler		*	*	*	-
Dosisleistungsregelung		*	*	*	*
Flächendosisprodukt		o	o	o. A.	* separat
Fehlermeldung		*	*	o. A.	*

Gerätedaten

Generatoren		**General Electric** MPX 80	**General Electric** MSX 80	**CGR** Masix 80	**Picker International** Transix 1000 S
Belichtungsautomatik		*	*	o. A.	*
zum Schichten		*	*	o. A.	-
Einstelltechnik					
Dreipunkttechnik		*	*	*	*
Zweipunkttechnik		*	*	*	*
Einpunkttechnik		*	*	-	*
Programme					
Organautomatik		*	*	*	* [4]
Programmanzahl	*min/max*	196	196	o. A.	22
Programmspeicher	*Anwender*	-	-	o. A.	-
	Anbieter	*	*	o. A.	*
Datenanpassung		*	*	o. A.	-
Schichtprogramme		*	*	o. A.	-
Programmanzahl	*min/max*	196	196	o. A.	-
Patientendickenausgleich		*	*	o. A.	* [4]
Parameterkorrektur [2]		*	*	*	-
Aufnahmezähler		*	*	o. A.	*
Nachaufnahmeanzeige		*	*	o. A.	-
Spannungsform		Zwölfpuls	Zwölfpuls	Zwölfpuls	Zwölfpuls
Belastungssystem	*konstant*	o. A.	o. A.	o. A.	o. A.
	fallend	o. A.	o. A.	o. A.	o. A.
Spannung & Strom					
Aufnahmespannung	*kV*	25 – 150	50 – 150	150	20 – 150
Aufnahmestabilisierung		*	*	*	o. A.
Aufnahmestrom	*mA*	1000/800/500	800/400	500/630/800 [5]	1000/800/300
bei	*kV*	80/100/150	100/150	150/125/100/80	90/100/150
mAs bei Aufnahme	*mAs*	0,64 – 1000	0,64 – 800	o. A.	1600
Durchleuchtungsspan.	*kV*	50 – 120	50 – 120	40 – 120	40 – 110
Durchleuchtungsstrom	*mA*	0 – 10	0 – 10	0,35 – 4,5	0,1 – 5
Mammographiespannung	*kV*	25	24 – 50	o. A.	20 – 35
mAs bei Mammographie	*mAs*	0,64 – 1000	0,64 – 800	o. A.	1200
Schaltzeit	*ms*	1	1	1	3
mit Belichtungsautom.	*ms*	2	2	o. A.	2
Schaltfolge	*max B/s*	12 [3]	12	o. A.	12

* in Grundversion enthalten
o optionell gegen Aufpreis
\- entfällt oder nicht vorhanden
1 Angabe in Grundversion

2 Korrektur der Aufnahmeparameter aus der vorangegangenen Durchleuchtung
3 bei Kinobetrieb: 150
4 mit Anatomat 22
5 sowie 1000

Gerätedaten

Generatoren		Elscint ESP 60	Fritz Hofmann Selector 100/150 T	Elscint Taurus LS 125	Picker International Vector 100 I
Anwendungsklasse		IV	IV	IV	IV
Leistung	kW	94	100	100	100
Modulbauweise		-	*	-	-
Mikroprozessor		*	*	-	*
Netzanschluß					
Netzspannung	*V*	208/550	380/480	220/380/440	380
Frequenz	*Hz*	50/60	50/60	50/60	50
Sicherung	*A*	100	63	-	63
Leistung	*kVA*	75	152	152	41
Netzwiderstand	Ω	0,2	0,15	0,3	0,15
Netzangleich		aut	aut	aut	aut
Abmessungen	*B x H x T*				
Hauptschaltpult	*mm*	540 x 1075 x 435	446 x 130 x 455	525 x 950 x 470	530 x 1045 x 450
1. Nebenschaltpult	*mm*	540 x 1075 x 435	446 x 130 x 455	-	530 x 1045 x 450
2. Nebenschaltpult	*mm*	540 x 1075 x 435	446 x 130 x 455	-	-
Steuerschrank	*mm*	894 x 768 x 435	570 x 1980 x 362	565 x 1810 x 370	581 x 1982 x 407
HS-Generator	*mm*	1095 x 790 x 720	670 x 1460 x 390	650 x 1380 x 540	im Steuerschrank
Gewicht					
Hauptschaltpult	*kg*	ca. 45	35	50	36
Steuerschrank	*kg*	ca. 215	200	265	372
HS-Generator	*kg*	ca. 645	430	500	im Steuerschrank
Nebenschaltpulte		2 + ZG	2	ZG	1
Anschlüsse					
Anwendungsgeräte		13	8	8	6
Strahler [1]		3	2	4	2
Anschlußerweiterung	*max*	-	3	-	3
BV-FS		*	*	*	*
Elektronischer Drucker		o	-	-	*
EDV		*	-	-	*
Drehanodenanlaßgerät		*	*	*	*
Röhrenlastanzeige		*	o	-	*
Prozentwähler		-	*	-	*
Dosisleistungsregelung		*	*	*	*
Flächendosisprodukt		o	o	o	o
Fehlermeldung		*	*	*	*

Gerätedaten

Generatoren		Elscint ESP 60	Fritz Hofmann Selector 100/150 T	Elscint Taurus LS 125	Picker International Vector 100 I
Belichtungsautomatik		*	*	o	*
zum Schichten		-	*	-	o
Einstelltechnik					
Dreipunkttechnik		*	*	*	*
Zweipunkttechnik		-	*	-	*
Einpunkttechnik		-	*	-	*
Programme					
Organautomatik		*	*	-	*
Programmanzahl	*min/max*	500	10	-	48/103
Programmspeicher	*Anwender*	*	-	-	*
	Anbieter	*	*	-	*
Datenanpassung		*	*	-	*
Schichtprogramme		*	*	-	*
Programmanzahl	*min/max*	50	10	-	1/12
Patientendickenausgleich		*	*	-	*
Parameterkorrektur 2		-	-	-	-
Aufnahmezähler		*	*	-	*
Nachaufnahmeanzeige		*	o	-	*
Spannungsform		Zwölfpuls	Zwölfpuls	Zwölfpuls	Mittelfrequenz
Belastungssystem	*konstant*	o. A.	*	o. A.	o. A.
	fallend	o. A.	o	o. A.	o. A.
Spannung & Strom					
Aufnahmespannung	*kV*	40 – 150	40 – 150	40 – 150	40 – 150
Aufnahmestabilisierung		-	* 5	-	o. A.
Aufnahmestrom	*mA*	640	1000/800/660	1250	1000/800/650
bei	*kV*	150	100/125/150	90	100/125/150
mAs bei Aufnahme	*mAs*	0,64 4	2 – 1000	1 – 600	1 – 500 3
Durchleuchtungsspan.	*kV*	50 – 120	35 – 110	60 – 120	40 – 110/125 6
Durchleuchtungsstrom	*mA*	0,5 – 4	strahlerabhängig	0,5 – 5	0,5 – 8
Mammographiespannung	*kV*	20 – 49	15 – 50	o. A.	25 – 40 6
mAs bei Mammographie	*mAs*	≦ 1950	2 – 1000	o. A.	40 – 1500 3
Schaltzeit	*ms*	2	3	3	1
mit Belichtungsautom.	*ms*	1,5	3	3	1
Schaltfolge	*max B/s*	-	25	12	50

* in Grundversion enthalten
o optionell gegen Aufpreis
\- entfällt oder nicht vorhanden
1 Angabe in Grundversion
2 Korrektur der Aufnahmeparameter aus der vorangegangenen Durchleuchtung
3 in Stufen
4 maximale Röhrenbelastung
5 Heizstromkorrektur
6 stufenlos

tkb Gerätedaten

Generatoren		**Picker International** Vector 100	**C.H.F. Müller** Medio CM 100	**CGR** Process 1000 ST	**Siemens** Gigantos 1012 MP
Anwendungsklasse		IV	IV	IV	IV
Leistung	kW	100	100	100	100
Modulbauweise		o. A.	*	*	*
Mikroprozessor		*	*	*	*
Netzanschluß					
Netzspannung	*V*	380	380	380/480	380/480
Frequenz	*Hz*	50	50	50/60	50/60
Sicherung	*A*	50	63	63	64
Leistung	*kVA*	33	o. A.	42	41,5
Netzwiderstand	Ω	0,2	0,21	0,1	0,1
Netzangleich		aut	aut	aut ±10 %	aut
Abmessungen	*B x H x T*				
Hauptschaltpult	*mm*	530 x 1045 x 450	494 x 170 x 428	503 x 1002 x 460	612 x 885 x 320
1. Nebenschaltpult	*mm*	530 x 1045 x 450	260 x 940 x 450	501 x 1002 x 460	-
2. Nebenschaltpult	*mm*	-	-	-	-
Steuerschrank	*mm*	561 x 1982 x 407	550 x 1950 x 520	1100 x 1950 x 600	820 x 2135 x 320
HS-Generator	*mm*	550 x 1119 x 514	631 x 1284 x 556	im Steuerschrank	720 x 1103 x 316
Gewicht					
Hauptschaltpult	*kg*	36	6	25	70
Steuerschrank	*kg*	442	310	765	235
HS-Generator	*kg*	436	560	im Steuerschrank	440
Nebenschaltpulte		1	1 + ZG	1	-
Anschlüsse					
Anwendungsgeräte		6	4	7	5
Strahler [1]		3	2	1	2
Anschlußerweiterung	*max*	4	-	3	3
BV-FS		*	o	*	o
Elektronischer Drucker		-	*	*	-
EDV		-	-	*	-
Drehanodenanlaßgerät		*	*	*	*
Röhrenlastanzeige		*	-	*	o
Prozentwähler		*	-	-	*
Dosisleistungsregelung		*	*	*	o
Flächendosisprodukt		o. A.	o separat	*	o
Fehlermeldung		o	* mit Speicher	*	*

tkb Gerätedaten

Generatoren		Picker International Vector 100	C.H.F. Müller Medio CM 100	CGR Process 1000 ST	Siemens Gigantos 1012 MP
Belichtungsautomatik		*	o	*	o
zum Schichten		o	o	*	o
Einstelltechnik					
Dreipunkttechnik		*	*	*	*
Zweipunkttechnik		*	*	*	*
Einpunkttechnik		*	*	*	o
Programme					
Organautomatik		*	o	*	o
Programmanzahl	*min/max*	48/103	40	79/89	7/98
Programmspeicher	*Anwender*	* [5]	*	*	*
	Anbieter	* [5]	*	o	*
Datenanpassung		*	*	*	*
Schichtprogramme		*	*	*	*
Programmanzahl	*min/max*	1/12	1/40	79/89	7/49
Patientendickenausgleich		*	*	*	*
Parameterkorrektur [2]		o. A.	-	*	o
Aufnahmezähler		*	*	*	o
Nachaufnahmeanzeige		*	*	*	*
Spannungsform		Zwölfpuls	Zwölfpuls	Zwölfpuls	Zwölfpuls
Belastungssystem	*konstant*	o. A.	*	o. A.	o. A.
	fallend	o. A.	*	o. A.	o. A.
Spannung & Strom					
Aufnahmespannung	*kV*	40 – 150	40 – 125	35 – 150	40 – 150
Aufnahmestabilisierung		o. A.	* [3]	*	o. A.
Aufnahmestrom	*mA*	1000/800/650	1250	1250/640	475/740/1000 [8]
bei	*kV*	100/125/150	80	80/150	150/125/102/60
mAs bei Aufnahme	*mAs*	1 – 500 [4]	2 – 850	1 – 800	2 – 500
Durchleuchtungsspan.	*kV*	40 – 110/125 [6]	40 – 110	35 – 125	50 – 110
Durchleuchtungsstrom	*mA*	0,5 – 8	0,1 – 3	0,5 – 5	0,7 – 4
Mammographiespannung	*kV*	25 – 40 [6]	-	-	25 – 48
mAs bei Mammographie	*mAs*	40 – 1500 [4]	-	-	2 – 800
Schaltzeit	*ms*	2	3	1	3
mit Belichtungsautom.	*ms*	2	2	3	3
Schaltfolge	*max B/s*	12 [7]	6	12	8

* in Grundversion enthalten
o optionell gegen Aufpreis
\- entfällt oder nicht vorhanden
1 Angabe in Grundversion
2 Korrektur der Aufnahmeparameter aus der vorangegangenen Durchleuchtung
3 bei fallender Last
4 in Stufen
5 4 Programme von Anwender, 44 vom Anbieter zu speichern
6 stufenlos
7 o: 25
8 sowie 1450

tkb Gerätedaten

Generatoren

		Siemens Polydoros 100	C.H.F. Müller Super CM 100	C.H.F. Müller Maximus CM100	C.H.F. Müller MaximusTM100
Anwendungsklasse		IV	IV	IV	IV
Leistung	**kW**	**100**	**100**	**100**	**100**
Modulbauweise		*	*	*	*
Mikroprozessor		*	*	*	o. A.
Netzanschluß					
Netzspannung	*V*	380/480	380	380	380
Frequenz	*Hz*	50/60	50	50	50
Sicherung	*A*	100	63	63	50
Leistung	*kVA*	52,7/66,5	o. A.	o. A.	o. A.
Netzwiderstand	Ω	0,1 – 0,16	0,21	0,16	0,16
Netzangleich		aut	aut	aut	aut
Abmessungen	*B x H x T*				
Hauptschaltpult	*mm*	612 x 885 x 320	494 x 170 x 428	470 x 940 x 450	922 x 1104 x 448
1. Nebenschaltpult	*mm*	372 x 885 x 320	470 x 940 x 450	680 x 940 x 450	922 x 1104 x 203
2. Nebenschaltpult	*mm*	-	470 x 940 x 450	680 x 940 x 450	502 x 1104 x 203
Steuerschrank	*mm*	820 x 2130 x 320	550 x 1950 x 520	550 x 1950 x 520	110 x 1950 x 520
HS-Generator	*mm*	im Steuerschrank	631 x 1284 x 556	640 x 1220 x 560	639 x 1493 x 576
Gewicht					
Hauptschaltpult	*kg*	11 (ohne Fuß)	6	40	80
Steuerschrank	*kg*	295	310	310	550
HS-Generator	*kg*	im Steuerschrank	560	560	640
Nebenschaltpulte		2	3 + ZG	3 + ZG	2 + ZG
Anschlüsse					
Anwendungsgeräte		8	6	8	6
Strahler [1]		2	3	3	3
Anschlußerweiterung	*max*	4	o. A.	4	4
BV-FS		*	*	*	*
Elektronischer Drucker		o	o	o	*
EDV		o	*	*	-
Drehanodenanlaßgerät		*	*	*	*
Röhrenlastanzeige		o	o	o	o
Prozentwähler		*	o. A.	*	o. A.
Dosisleistungsregelung		o	*	*	*
Flächendosisprodukt		o	o	o	o separat
Fehlermeldung		*	* mit Speicher	*	o. A.

Gerätedaten

Generatoren		Siemens Polydoros 100	C.H.F. Müller Super CM 100	C.H.F. Müller Maximus CM100	C.H.F. Müller MaximusTM100
Belichtungsautomatik		o	o	*	o
zum Schichten		o	o	o	o
Einstelltechnik					
Dreipunkttechnik		*	*	*	*
Zweipunkttechnik		*	*	*	*
Einpunkttechnik		o	*	*	*
Programme					
Organautomatik		o	o	o	*
Programmanzahl	*min/max*	7/340	8/240	8/240	8/48
Programmspeicher	*Anwender*	*	*	o. A.	o. A.
	Anbieter	*	*	*	*
Datenanpassung		*	*	*	o. A.
Schichtprogramme		*	*	*	*
Programmanzahl	*min/max*	7/98	1/240	z. Zt. 1/240	1/48
Patientendickenausgleich		* 5 Stufen	*	*	*
Parameterkorrektur [2]		o	o	o	o. A.
Aufnahmezähler		o	*	*	*
Nachaufnahmeanzeige		*	*	*	*
Spannungsform		Mittelfrequenz	Zwölfpuls	Zwölfpuls	Gleichspannung
Belastungssystem	*konstant*	* [5]	*	*	*
	fallend	* [4]	*	*	*
Spannung & Strom					
Aufnahmespannung	*kV*	40 – 150	40 – 150	40 – 150	40 – 150
Aufnahmestabilisierung		* [6]	* [3]	* [3]	*
Aufnahmestrom	*mA*	1250/800/600 [8]	1250/800/480 [8]	1250/800/480 [8]	1250/800/600 [8]
bei	*kV*	80/102/125/150	80/100/125/150	80/100/125/150	80/100/125/150
mAs bei Aufnahme	*mAs*	0,5 – 800	0,5 – 850	0,5 – 999	o. A.
Durchleuchtungsspan.	*kV*	40 & 110	40 – 110	40 – 110	40 – 110
Durchleuchtungsstrom	*mA*	0,5 – 4,1	0,1 – 3	0,1 – 3 [7]	0,1 – 3
Mammographiespannung	*kV*	25 – 49	o. A.	o. A.	o. A.
mAs bei Mammographie	*mAs*	0,5 – 800	o. A.	o. A.	o. A.
Schaltzeit	*ms*	1	1	1	1
mit Belichtungsautom.	*ms*	1	2	2	2
Schaltfolge	*max B/s*	100	8	12	12

* in Grundversion enthalten
o optionell gegen Aufpreis
\- entfällt oder nicht vorhanden
1 Angabe in Grundversion
2 Korrektur der Aufnahmeparameter aus der vorangegangenen Durchleuchtung
3 bei fallender Last
4 Einpunkttechnik
5 Zwei- und Dreipunkttechnik
6 Wechselrichter
7 für Sondertechniken 6 mA
8 sowie 1000

Gerätedaten

Generatoren		CGR Exponent 1001 ST	General Electric MSX 100	General Electric MPX 100	CGR Masix 100
Anwendungsklasse		IV	IV	IV	IV
Leistung	kW	100	100	100	100
Modulbauweise		*	*	*	*
Mikroprozessor		*	*	*	*
Netzanschluß					
Netzspannung	*V*	380/480	360/480	360/480	380/440
Frequenz	*Hz*	50/60	50/60	50/60	50/60
Sicherung	*A*	63	100	100	o. A.
Leistung	*kVA*	42	120	120	o. A.
Netzwiderstand	Ω	0,1	0,1	0,1	0,1/0,14
Netzangleich		aut ±10 %	aut	aut	o. A.
Abmessungen	*B x H x T*				
Hauptschaltpult	*mm*	503 x 1002 x 460	841 x 1102 x 480	841 x 1102 x 330	o. A.
1. Nebenschaltpult	*mm*	501 x 1002 x 460	451 x 1102 x 480	451 x 1103 x 330	o. A.
2. Nebenschaltpult	*mm*	-	o. A.	-	o. A.
Steuerschrank	*mm*	1100 x 1950 x 600	840 x 2000 x 362	838 x 2007 x 381	600 x 1940 x 450
HS-Generator	*mm*	im Steuerschrank	551 x 1020 x 551	551 x 909 x 551	950 x 1000 x 550
Gewicht					
Hauptschaltpult	*kg*	25	60	58	o. A.
Steuerschrank	*kg*	765	198	166	220
HS-Generator	*kg*	im Steuerschrank	450	454	522
Nebenschaltpulte		1	-	4	o. A.
Anschlüsse					
Anwendungsgeräte		7	7	7	o. A.
Strahler [1]		1	3	3	1
Anschlußerweiterung	*max*	3	3	4	3
BV-FS		*	*	*	*
Elektronischer Drucker		*	-	o	o. A
EDV		*	-	o	o. A.
Drehanodenanlaßgerät		*	*	*	o. A.
Röhrenlastanzeige		*	*	*	*
Prozentwähler		-	*	*	*
Dosisleistungsregelung		*	*	*	*
Flächendosisprodukt		*	o	o	o. A.
Fehlermeldung		*	*	*	o. A.

Gerätedaten

Generatoren		CGR Exponent 1001 ST	General Electric MSX 100	General Electric MPX 100	CGR Masix 100
Belichtungsautomatik		*	*	*	o. A.
zum Schichten		*	*	*	o. A.
Einstelltechnik					
Dreipunkttechnik		*	*	*	*
Zweipunkttechnik		*	*	*	*
Einpunkttechnik		-	*	*	-
Programme					
Organautomatik		*	*	*	*
Programmanzahl	*min/max*	79/89	196	196	o. A.
Programmspeicher	*Anwender*	*	-	-	o. A.
	Anbieter	o	*	*	o. A.
Datenanpassung		*	*	*	o. A.
Schichtprogramme		*	*	*	o. A.
Programmanzahl	*min/max*	79/89	196	196	o. A.
Patientendickenausgleich		*	*	*	o. A.
Parameterkorrektur 2		*	*	*	*
Aufnahmezähler		*	*	*	o. A.
Nachaufnahmeanzeige		*	*	*	o. A.
Spannungsform		Zwölfpuls	Zwölfpuls	Zwölfpuls	Zwölfpuls
Belastungssystem	*konstant*	o. A.	o. A.	o. A.	o. A.
	fallend	o. A.	o. A.	o. A.	o. A.
Spannung & Strom					
Aufnahmespannung	*kV*	35 – 150	50 – 150	25 – 150	150
Aufnahmestabilisierung		*	*	*	*
Aufnahmestrom	*mA*	1250/640	1000/800/400	1000/800/400	630/800/1000 4
bei	*kV*	80/150	100/125/150	100/125/150	150/125/100/80
mAs bei Aufnahme	*mAs*	1 – 800	0,64 – 1000	0,64 – 1000	o. A.
Durchleuchtungsspan.	*kV*	35 – 125	50 – 120	50 – 120	40 – 120
Durchleuchtungsstrom	*mA*	0,5 – 5	0 – 10	0 – 10	0,35 – 4,5
Mammographiespannung	*kV*	-	24 – 50	24 – 50	o. A.
mAs bei Mammographie	*mAs*	-	0,64 – 1000	0,64 – 1000	o. A.
Schaltzeit	*ms*	1	1	1	1
mit Belichtungsautom.	*ms*	3	2	2	o. A.
Schaltfolge	*max B/s*	12	12	12 3	o. A.

* in Grundversion enthalten
o optionell gegen Aufpreis
\- entfällt oder nicht vorhanden
1 Angabe in Grundversion

2 Korrektur der Aufnahmeparameter aus der vorangegangenen Durchleuchtung
3 bei Kinobetrieb: 150
4 sowie 1250

tkb Gerätedaten

Generatoren		**Elscint** ESP 100	**C.H.F. Müller** Maximus CM120	**Elscint** ESP 125	**General Electric** MPX 125
Anwendungsklasse		IV	IV	IV	IV
Leistung	kW	**113**	**120**	**123**	**125**
Modulbauweise		-	*	-	*
Mikroprozessor		*	*	*	*
Netzanschluß					
Netzspannung	*V*	340/550	380	340/550	360/480
Frequenz	*Hz*	50/60	50	50/60	50/60
Sicherung	*A*	125	63	125	125
Leistung	*kVA*	112	o. A.	150	150
Netzwiderstand	Ω	0,2	0,11	0,2	0,1
Netzangleich		aut	aut	aut	aut
Abmessungen	*B x H x T*				
Hauptschaltpult	*mm*	540 x 1075 x 435	470 x 940 x 450	540 x 1075 x 435	841 x 1102 x 480
1. Nebenschaltpult	*mm*	540 x 1075 x 435	470 x 940 x 442	540 x 1075 x 435	451 x 1102 x 480
2. Nebenschaltpult	*mm*	540 x 1075 x 435	470 x 940 x 442	540 x 1075 x 435	-
Steuerschrank	*mm*	894 x 768 x 435	550 x 1950 x 520	894 x 768 x 435	813 x 2007 x 381
HS-Generator	*mm*	1095 x 790 x 720	640 x 1220 x 560	1095 x 790 x 720	933 x 822 x 746
Gewicht					
Hauptschaltpult	*kg*	ca. 45	40	ca. 45	58
Steuerschrank	*kg*	ca. 215	310	ca. 215	166
HS-Generator	*kg*	ca. 645	560	ca. 645	717
Nebenschaltpulte		2 + ZG	3 + ZG	2 + ZG	4
Anschlüsse					
Anwendungsgeräte		13	8	13	7
Strahler [1]		3	3	3	4
Anschlußerweiterung	*max*	-	4	-	4
BV-FS		*	*	*	*
Elektronischer Drucker		o	o	o	o
EDV		*	*	*	o
Drehanodenanlaßgerät		*	*	*	*
Röhrenlastanzeige		*	*	*	*
Prozentwähler		-	*	-	*
Dosisleistungsregelung		*	*	*	*
Flächendosisprodukt		o	o	o	o
Fehlermeldung		*	* mit Speicher	*	*

Gerätedaten

Generatoren		Elscint ESP 100	C.H.F. Müller Maximus CM120	Elscint ESP 125	General Electric MPX 125
Belichtungsautomatik		*	*	*	*
zum Schichten		-	o	-	*
Einstelltechnik					
Dreipunkttechnik		*	*	*	*
Zweipunkttechnik		-	*	-	*
Einpunkttechnik		-	*	-	*
Programme					
Organautomatik		*	o	*	*
Programmanzahl	*min/max*	>500	8 – 240	500	196
Programmspeicher	*Anwender*	*	o. A.	*	-
	Anbieter	*	*	*	*
Datenanpassung		*	*	*	*
Schichtprogramme		*	*	*	*
Programmanzahl	*min/max*	>50	1/240	50	196
Patientendickenausgleich		*	*	*	*
Parameterkorrektur 2		-	o	-	*
Aufnahmezähler		*	*	*	*
Nachaufnahmeanzeige		*	*	*	*
Spannungsform		Zwölfpuls	Zwölfpuls	Zwölfpuls	Zwölfpuls
Belastungssystem	*konstant*	o. A.	*	o. A.	o. A.
	fallend	o. A.	*	o. A.	o. A.
Spannung & Strom					
Aufnahmespannung	*kV*	40 – 150	40 – 150	40 – 150	25 – 150
Aufnahmestabilisierung		-	* 3	-	*
Aufnahmestrom	*mA*	640	1500/1200/960 6	640	1250/1000/800
bei	*kV*	150	80/100/125/150	150	100/125/150
mAs bei Aufnahme	*mAs*	0,64 4	0,5 – 999	0,64 4	0,64 – 1250
Durchleuchtungsspan.	*kV*	50 – 120	40 – 110	50 – 120	50 – 120
Durchleuchtungsstrom	*mA*	0,5 – 4	0,1 – 3/6	0,5 – 4	0 – 10
Mammographiespannung	*kV*	20 – 49	o. A.	20 – 49	25 – 50
mAs bei Mammographie	*mAs*	≦1950	o. A.	≦1950	0,64 – 1250
Schaltzeit	*ms*	2	1	2	1
mit Belichtungsautom.	*ms*	1,5	2	1,5	2
Schaltfolge	*max B/s*	-	12	-	12 5

* in Grundversion enthalten
o optionell gegen Aufpreis
- entfällt oder nicht vorhanden
1 Angabe in Grundversion
2 Korrektur der Aufnahmeparameter aus der vorangegangenen Durchleuchtung
3 bei fallender Last
4 maximale Röhrenbelastung
5 bei Kinobetrieb: 150
6 sowie 580

Gerätedaten

Generatoren

		General Electric MSX 125
Anwendungsklasse		IV
Leistung	kW	125
Modulbauweise		*
Mikroprozessor		*
Netzanschluß		
Netzspannung	*V*	360/480
Frequenz	*Hz*	50/60
Sicherung	*A*	125
Leistung	*kVA*	150
Netzwiderstand	Ω	0,1
Netzangleich		aut
Abmessungen	*B x H x T*	
Hauptschaltpult	*mm*	841 x 1102 x 480
1. Nebenschaltpult	*mm*	451 x 1102 x 480
2. Nebenschaltpult	*mm*	-
Steuerschrank	*mm*	840 x 2000 x 362
HS-Generator	*mm*	933 x 822 x 746
Gewicht		
Hauptschaltpult	*kg*	60
Steuerschrank	*kg*	198
HS-Generator	*kg*	717
Nebenschaltpulte		4
Anschlüsse		
Anwendungsgeräte		7
Strahler [1]		4
Anschlußerweiterung	*max*	4
BV-FS		*
Elektronischer Drucker		-
EDV		-
Drehanodenanlaßgerät		*
Röhrenlastanzeige		*
Prozentwähler		*
Dosisleistungsregelung		*
Flächendosisprodukt		o
Fehlermeldung		*

Gerätedaten

Generatoren		General Electric MSX 125
Belichtungsautomatik		*
zum Schichten		*
Einstelltechnik		
Dreipunkttechnik		*
Zweipunkttechnik		*
Einpunkttechnik		*
Programme		
Organautomatik		*
Programmanzahl	*min/max*	196
Programmspeicher	*Anwender*	-
	Anbieter	*
Datenanpassung		*
Schichtprogramme		*
Programmanzahl	*min/max*	196
Patientendickenausgleich		*
Parameterkorrektur [2]		*
Aufnahmezähler		*
Nachaufnahmeanzeige		*
Spannungsform		Zwölfpuls
Belastungssystem	*konstant*	o. A.
	fallend	o. A.
Spannung & Strom		
Aufnahmespannung	*kV*	50 – 150
Aufnahmestabilisierung		*
Aufnahmestrom	*mA*	1250/800/400
bei	*kV*	100/125/150
mAs bei Aufnahme	*mAs*	0,64 – 1250
Durchleuchtungsspan.	*kV*	50 – 120
Durchleuchtungsstrom	*mA*	0 – 10
Mammographiespannung	*kV*	24 – 50
mAs bei Mammographie	*mAs*	0,64 – 1250
Schaltzeit	*ms*	1
mit Belichtungsautom.	*ms*	2
Schaltfolge	*max B/s*	12

* in Grundversion enthalten
o optionell gegen Aufpreis
\- entfällt oder nicht vorhanden

1 Angabe in Grundversion
2 Korrektur der Aufnahmeparameter aus der vorangegangenen Durchleuchtung

tkb Gerätedaten

Angiographie-Generatoren		**Siemens** Pandoros 1200 A	**CGR** CPG 20	**C.H.F. Müller** Optimus M 200	**CGR** CPG 30
Anwendungsklasse		**IV**	**IV**	**IV**	**IV**
Leistung	**kW**	**100**	**160**	**200**	**225**
Modulbauweise		*	*	*	*
Mikroprozessor		-	*	* [7]	*
Netzanschluß					
Netzspannung	*V*	380/480	o. A.	380	o. A.
Frequenz	*Hz*	50/60	o. A.	50	o. A.
Sicherung	*A*	100	o. A.	100	o. A.
Leistung	*kVA*	66 – 83	o. A.	o. A.	o. A.
Netzwiderstand	Ω	0,1 – 0,16	o. A.	0,17	o. A.
Netzangleich		aut	o. A.	aut	o. A.
Abmessungen	*B x H x T*				
Hauptschaltpult	*mm*	735 x 885 x 320	o. A.	890 x 940 x 450	o. A.
1. Nebenschaltpult	*mm*	-	-	260 x 940 x 450	-
2. Nebenschaltpult	*mm*	-	-	260 x 940 x 450	-
Steuerschrank	*mm*	1096 x 2135 x 320	o. A.	550 x 1960 x 580	o. A.
HS-Generator	*mm*	1360 x 1100 x 850	o. A.	848 x 1326 x 626	o. A.
Gewicht					
Hauptschaltpult	*kg*	53	o. A.	70	o. A.
Steuerschrank	*kg*	350	o. A.	200	o. A.
HS-Generator	*kg*	665 [4]	o. A.	780	o. A.
Nebenschaltpulte		-	-	1	-
Anschlüsse					
Anwendungsgeräte		2 [5]	o. A.	6	o. A.
Strahler [1]		3	2	2	2
Anschlußerweiterung	*max*	-	o. A.	3	o. A.
BV-FS		*	o. A.	*	o. A.
Elektronischer Drucker		-	o. A.	o. A.	o. A.
EDV		-	o. A.	o. A.	o. A.
Drehanodenanlaßgerät		*	o. A.	*	o. A.
Röhrenlastanzeige		o	o. A.	o	o. A.
Prozentwähler		*	*	*	*
Dosisleistungsregelung		o	o. A.	*	o. A.
Flächendosisprodukt		o	o. A.	o	o. A.
Fehlermeldung		*	o. A.	*	o. A.

Gerätedaten

Angiographie-Generatoren		Siemens Pandoros 1200 A	CGR CPG 20	C.H.F. Müller Optimus M 200	CGR CPG 30
Belichtungsautomatik		o	o. A.	*	o. A.
zum Schichten		-	-	o. A.	-
Einstelltechnik					
Dreipunkttechnik		-	o. A.	*	o. A.
Zweipunkttechnik		*	o. A.	*	o. A.
Einpunkttechnik		o	o. A.	*	o. A.
Programme					
Organautomatik		*	o. A.	*	o. A.
Programmanzahl	*min/max*	49	o. A.	8/64	o. A.
Programmspeicher	*Anwender*	*	o. A.	o. A.	o. A.
	Anbieter	*	o. A.	*	o. A.
Datenanpassung		*	o. A.	*	o. A.
Schichtprogramme		-	o. A.	o. A.	o. A.
Programmanzahl	*min/max*	-	o. A.	o. A.	o. A.
Patientendickenausgleich		*	o. A.	*	o. A.
Parameterkorrektur [2]		o	o. A.	* [3]	o. A.
Aufnahmezähler		o	o. A.	*	o. A.
Nachaufnahmeanzeige		*	o. A.	*	o. A.
Spannungsform		Gleichspannung	Gleichspannung	Gleichspannung	Gleichspannung
Belastungssystem	*konstant*	o. A.	o. A.	o. A.	o. A.
	fallend	o. A.	o. A.	o. A.	o. A.
Spannung & Strom					
Aufnahmespannung	*kV*	40 – 150	o. A.	40 – 125	o. A.
Aufnahmestabilisierung		* [6]	o. A.	*	o. A.
Aufnahmestrom	*mA*	1600/1000/530 [8]	300/1500/2000	3000	600/1500/3000
bei	*kV*	60/100/125/150	150/100/80	70	150/120/75
mAs bei Aufnahme	*mAs*	0,5 – 500	o. A.	o. A.	o. A.
Durchleuchtungsspan.	*kV*	50 – 110	50 – 120	40 – 110	50 – 120
Durchleuchtungsstrom	*mA*	0,2 – 4,1	o. A.	0,2 – 4,5	o. A.
Mammographiespannung	*kV*	-	-	-	-
mAs bei Mammographie	*mAs*	-	-	-	-
Schaltzeit	*ms*	0,5	0,3	0,3	0,3
mit Belichtungsautom.	*ms*	0,5	o. A.	0,3	o. A.
Schaltfolge	*maxB/s*	500	200	200	200

* in Grundversion enthalten
o optionell gegen Aufpreis
\- entfällt oder nicht vorhanden
1 Angabe in Grundversion
2 Korrektur der Aufnahmeparameter aus der vorangegangenen Durchleuchtung
3 Testschußaut. & kontinuierliche Kontrastregelung während der Szenendauer
4 Regelteil: 645
5 + 1 Wechsler
6 Regeltriode
7 Analogrechner
8 sowie 300

4
Physikalische Grundlagen

Das physikalische Grundprinzip der Röntgenaufnahme (Abb. 4.1) beruht auf folgenden Faktoren:

- Durchstrahlung eines Patienten mit Röntgenstrahlen
- unterschiedliche Schwächung der Röntgenstrahlen bei der Durchstrahlung
- Umwandlung der aus dem Körper austretenden Röntgenstrahlen und des als Folge der Absorptionsunterschiede auftretenden Strahlenbildes (Röntgenstrahlenrelief) in ein zu entwickelndes Bild

Bei der direkten Röntgenaufnahme entsteht ein sichtbares Bild durch Belichtung des Films mit Röntgenstrahlen und einer anschließenden Entwicklung. Es wird der fotografische Effekt spezieller Filmemulsionen ausgenutzt, die zwischen Lumineszenz-Verstärkerfolien mit Röntgenstrahlen belichtet werden. Mit Hilfe eines Betrachterkastens wird dieses Bild diagnostisch auswertbar. Die Qualität eines Röntgenbildes ist demnach nicht nur von der technischen Realisierung des Röntgenstrahlenerzeugers abhängig, sondern auch von der Aufzeichnung dieser Strahlen auf dem Röntgenfilm, den Eigenschaften der Verstärkerfolien, der Filmentwicklung und der Qualität des Betrachtungskastens.

4.1 Entstehung des Strahlungsreliefs

Die wichtigste Eigenschaft der Röntgenstrahlung ist die Fähigkeit, Materie mehr oder weniger gut zu durchdringen. Aufgrund dessen werden die Röntgenstrahlen eingesetzt, um die Zusammensetzung des menschlichen Körpers darzustellen, und zwar in dem Maße, wie sich die Teile des Körpers hinsichtlich der von ihnen jeweils absorbierten Strahlenmenge voneinander unterscheiden.

Wenn also ein Röntgenstrahlenbündel durch einen Teil des Körpers geschickt wird, zeigt die austretende Strahlung Intensitätsunterschiede, die man Strahlungskontraste nennt. Die Gesamtheit der Kontraste in dem austretenden Bündel ergibt ein Schattenbild des Gegenstandes, das als Strahlungsrelief bezeichnet wird.

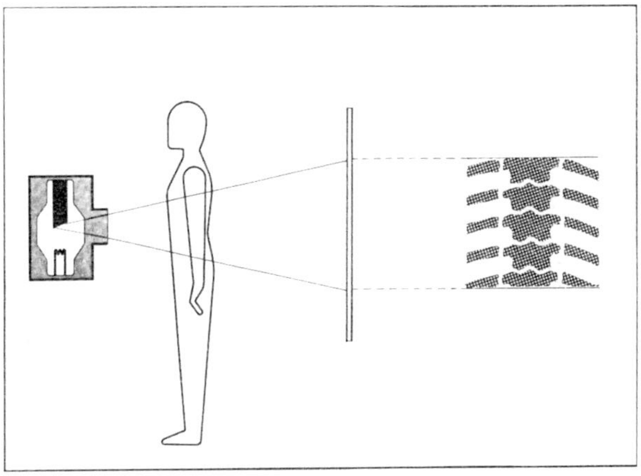

Abb. 4.1 Prinzip der Bilderzeugung durch Röntgenstrahlen

Jedes sichtbare Röntgenbild ist durch seine Kontraste und Schärfe charakterisiert. Unter Kontrastunterschieden versteht man die Helligkeitsunterschiede zwischen verschiedenen Details des im Bild dargestellten Objektbereiches. Die Kontrastunterschiede werden hervorgerufen durch die unterschiedliche Schwächung der Röntgenstrahlung bei Durchgang durch das Objekt. Bei entsprechender Strahlenqualität, die durch Höhe der Betriebsspannung, Spannungsform und Filterung beeinflußt ist, werden unterschiedliche Objektdetails in ihrem Kontrast sichtbar.

Ein wesentlicher Faktor für den Kontrastumfang des Röntgen-Schattenbildes ist die Strahlungshärte (kV-Wert). Unterhalb von 60 kV spricht man von weicher, zwischen 60 und 100 kV von mittelharter und bei Betriebsspannungen oberhalb von 100 kV von harter Strahlung. Röntgenstrahlen bis 100 kV ergeben kontrastreichere Bilder als Röntgenstrahlen über 100 kV.

Um Organe oder Teile von ihnen mit geringem Schwächungsvermögen deutlicher von der Umgebung unterscheiden zu können, lassen sich zusätzlich künstliche Kontrastmittel einsetzen.

Die Absorptionsunterschiede können durch Wahl einer niedrigeren Spannung vergrößert werden, denn die

Absorption verhält sich zur dritten Potenz der Wellenlänge–und diese zur Röhrenspannung–umgekehrt proportional.[10] Bei einer Spannung von 60 kV beträgt die Absorbtion beispielsweise das Vierfache im Verhältnis zu einer Spannung von 100 kV. Sehr geringe Absorbtionsunterschiede in einem Objekt können daher nur dann in wahrnehmbare Kontraste umgewandelt werden, wenn extrem niedrige Spannungen anliegen, z. B. bei der Mammographie.

Man kann jedoch die Spannung nicht unbegrenzt herabsetzen. Das liegt einmal an der Tatsache, daß das Objekt oder Teile davon nicht mehr durchdrungen werden, da die Strahlung vollständig absorbiert wird, zum anderen daran, daß niedrige Spannungen eine wesentlich höhere Strahlendosis (lange Belichtungszeiten, hohe Röhrenbelastung, hohe Hautdosis) zur Voraussetzung haben, um die erforderliche Belichtungsdosis auf dem Film zu erreichen. Höhere Röhrenspannung bedeutet im allgemeinen einen niedrigeren Schwächungskoeffizienten des Objekts. Das Ausmaß, in dem der Schwächungsgrad abnimmt, variiert beträchtlich und hängt von den Schwächungskoeffizienten der verschiedenen Gewebearten im Körper ab. Der Schwächungsgrad von Geweben mit Atomen hoher Ordnungszahl (Knochengewebe) im Bereich von 50 bis 125 kV und darüber nimmt relativ stärker ab als der Schwächungsgrad von Geweben mit Atomen niedriger Ordnungszahl, (z. B. Muskeln und Fett). Das bedeutet, daß die Kontraste vom Knochen zu den sie umgebenden Weichteilen bei Erhöhung der Röhrenspannung viel mehr abnehmen, als die Kontraste in den Weichteilen selbst oder zu den Weichteilchen, die Luft enthalten.

Abbildung 4.2 verdeutlicht die Stärke der Absorption verschiedener Gewebearten in Abhängigkeit von der gewählten Betriebsspannung:

Eine Erhöhung der Spannung führt zu einer verhältnismäßig großen Zunahme der Streuung und diese zu einer Kontrastverminderung und schlechteren Auflösung der abzubildenden Struktur (vgl. Exkurs Streustrahlen). Trotzdem ist der Kontrast auf einer Röntgenaufnahme, die beispielsweise mit 125 kV gemacht ist, durchaus vergleichbar mit dem einer Aufnahme bei 60 kV, sofern wirksame Maßnahmen getroffen werden, um diesen Einfluß zu verringern.

Die Vorteile, die sich aus der Anwendung höherer Spannungen in der Röntgendiagnostik ergeben, sind folgende:

- kleiner Fokus
- geringe Patientendosis
- kurze Belichtungszeiten

- Kleiner Fokus

Es kann ein kleinerer Fokus benutzt werden. Das erforderliche mAs-Produkt ist der dritten bis fünften Potenz der Röhrenspannung umgekehrt proportional. Die höchstzulässige Belastung für den Brennfleck in mA ist dagegen der Röhrenspannung direkt proportional. Das bedeutet, daß die Belastung des Brennflecks bei Erhöhung der Spannung bei gleichbleibender Schwärzung reduziert wird, so daß man einen feineren Brennfleck benutzen kann. Dadurch wird die geometrische Unschärfe verringert.

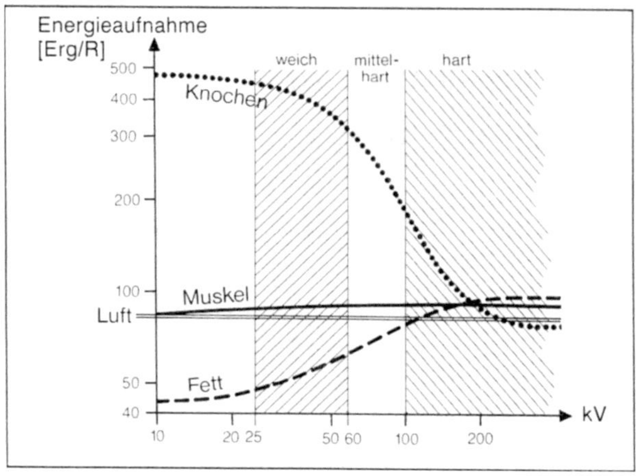

Abb. 4.2 Unterschiedliche Absorption verschiedener Gewebearten

- Geringe Patientendosis

Die Patientendosis nimmt mit zunehmender Spannung ab, und zwar deshalb, weil die bei höheren Spannungen erzeugten Röntgenstrahlen härter sind und daher leichter den Körper durchdringen, so daß relativ mehr Strahlung für die Aufnahme zur Verfügung steht.

Bei der Anwendung hoher Spannungen in der Röntgendiagnostik ist es daher wegen der Streustrahlung sogar noch wichtiger, das Strahlenbündel weitmöglichst zu begrenzen.

- Kurze Belichtungszeiten

Die Belichtungszeiten können verkürzt werden. Kürzere Belichtungszeiten verringern die Bewegungsunschärfe. Das ist besonders wichtig bei der Aufnahme schnell bewegter Teile wie des Herzens oder der Blutgefäße. Folgende Tabelle gibt Aufschluß über die Bewegungsgeschwindigkeiten einzelner Organe und die anzustrebenden Belichtungszeiten:

Bewegungsgeschwindigkeiten einzelner Organe

Organ	Bewegungsgeschwindigkeit	anzustrebende Belichtungszeit*
Herz	5 - 50 cm/s	10 ms
Lunge	2 - 15 cm/s	20 - 10 ms
Magen	2 - 25 cm/s	20 - 10 ms
Darm	2 - 25 cm/s	20 - 10 ms
Pulswelle**	5,2 cm/s	0,5 - 1 ms
Pulswelle***	8,3 cm/s	0,5 - 1 ms

* mit Raster und Folien der seltenen Erden
** im Alter von 5 Jahren
*** im Alter von 70 Jahren

Streustrahlen

In Wechselwirkung mit der Materie werden die Röntgenstrahlen nicht nur geschwächt, sondern auch gestreut. Dies ist in doppelter Hinsicht ein unerwünschter Effekt (Abb. 4.3): Die Streustrahlen treffen zusammen mit den Strahlen auf denselben Punkt der Filmebene. Dieser Vorgang führt zu einer sogenannten Verschleierung der Aufnahmen, weil das eigentliche Röntgen-Schattenbild durch die Streustrahlen überlagert wird, was eine unerwünschte Aufhellung des Bildes bewirkt. Außerdem wird ein größerer Teil des Körpers bestrahlt, da die Streustrahlen im Gegensatz zu den Primärstrahlen nicht auf den relevanten Durchstrahlungsbereich eingegrenzt werden können.

Die Intensität der Streuung steigt, je größer das durchstrahlte Körpervolumen, je niedriger die Dichte des durchstrahlten Stoffes und je höher die Spannung ist. Um die Wirkung der Streuung zu reduzieren, werden folgende Techniken angewandt:

- Eingrenzung des Nutzstrahlenbündels
- Kompression des durchstrahlten Körpers
- Abstandstechnik
- Einsatz von Rastern

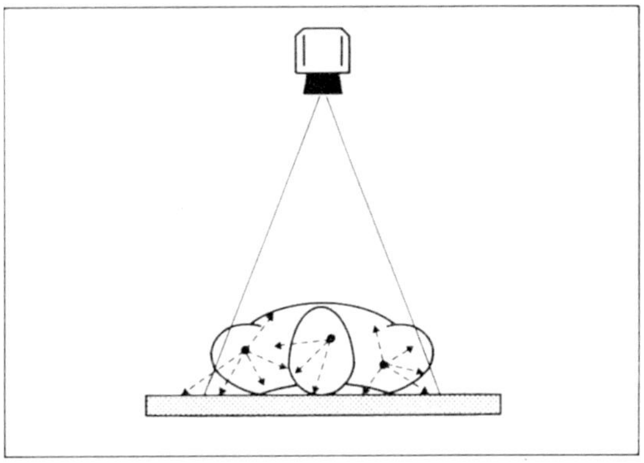

Abb. 4.3 Entstehung von Streustrahlen

Die Schwächung, d. h. das Zusammenwirken von Absorption und Streuung, ist um so größer, je dikker und dichter das durchstrahlte Material, je weicher (langwelliger) die Strahlung und je größer die Ordnungszahl der in der durchstrahlten Schicht enthaltenen Elemente im periodischen System ist. Bei harter, kurzwelliger Strahlung überwiegt die Streustrahlung gegenüber der Absorption, bei weicher Strahlung hingegen überwiegt die Absorption, und die Streustrahlung geht zurück.

4.2 Bildschärfe

Die Schärfe bzw. Unschärfe des in sichtbares Licht umgewandelten Röntgenstrahlenreliefs resultiert aus drei Faktoren:

- geometrische Unschärfe
- Unschärfe des bildgebenden Systems
- Bewegungsunschärfe

4.2.1 Geometrische Unschärfe

Die geometrische Unschärfe ist bedingt durch die Größe des Brennflecks auf der Anode der Röntgenröhre und seinem Abstand zum bildgebenden System. Sie wächst mit der Größe des Brennflecks (Abb. 4.4) sowie dem Fokus-Objekt- und dem Fokus-Film-Abstand (Abb. 4.5).

Die Entstehung geometrischer Unschärfen ist primär darauf zurückzuführen, daß die Strahlenquelle, d. h. der Brennfleck, nicht punktförmig ist. Demzufolge ist die Entstehung eines Halbschattens zu beobachten, d. h. der Bereich allmählichen Übergangs zwischen dem tiefen Schatten und dem außerhalb liegenden beleuchteten Bereich.

Dieser Halbschatten ist um so kleiner, je kleiner der Fokus ist. Aus Abbildung 4.5 ist aber auch ersichtlich, daß der Halbschatten vom Fokus-Objekt- bzw. von dem Film-Fokus-Abstand abhängig ist.

Je näher das Objekt am bildgebenden System und je weiter der Fokus von beiden entfernt ist, desto kleiner ist der die Unschärfe verursachende Halbschatten bei vorgegebener Brennfleckgröße.

Die Forderung nach Begrenzung der geometrischen Unschärfe hat in der Praxis zu einer Verkleinerung der Brennflecke geführt (gängige Brennfleckgrößen liegen heute bei 0,6/1,2).[11]

Der Nachteil kleinerer Brennflecke ist jedoch, daß sie

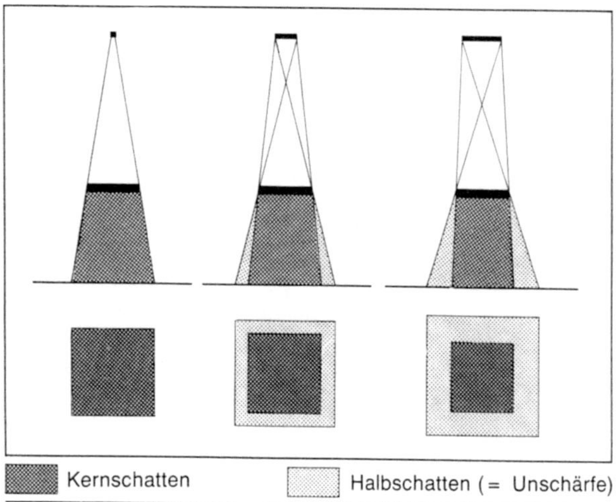

Abb. 4.4 Wirkung unterschiedl. Brennfleckgrößen

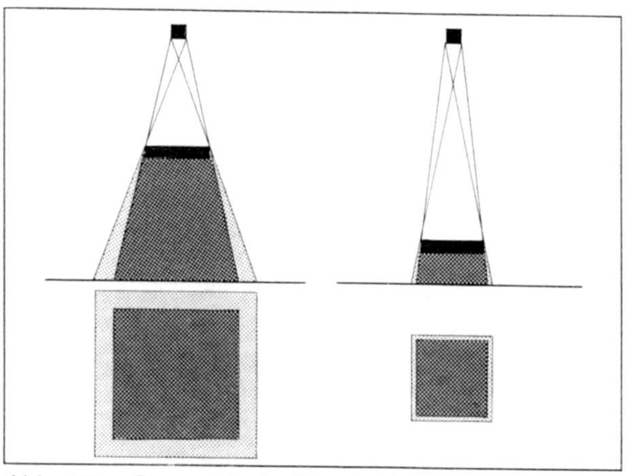

Abb. 4.5 Geometrische Unschärfe in Abhängigkeit vom Abstand Objekt–BV/Film

nicht der gleichen Belastung standhalten wie größere. Man ist daher gezwungen, beispielsweise geringere Stromstärken bei gleicher Röhrenspannung anzuwenden, was wiederum längere Belichtungszeiten zur Folge hat, sofern man die gleiche Filmschwärzung erreichen will. Dadurch wird wiederum eine größere Bewegungsunschärfe verursacht. Der Ausweg aus diesem Dilemma ist, zumindest, soweit es sich um bewegte Objekte handelt, die Erhöhung der Röhrenspannung. Auf diese Weise kann das für eine gegebene Schwärzung erforderliche mAs-Produkt erheblich verkleinert werden, so daß entweder die Belichtungszeit verkürzt oder ein kleinerer Fokus benutzt werden kann, vorausgesetzt, daß der Brennfleck stets optimal belastet wird.

Offenbar führt Unterbelastung zu einer Verlängerung der Belichtungszeit. Daher sind alle modernen Röntgeneinrichtungen so konstruiert, daß bei jeder Einstellung die Röhre automatisch nahezu voll belastet wird (vgl. Kap. 3).

Der Abstand zwischen Objekt und Film kann nur soweit vermindert werden, wie es der Körper des Patienten erlaubt. Dadurch bedingt kann auch der Film-Fokus-Abstand nur bis zu einem gewissen Grad verändert werden.

4.2.2 Unschärfe des bildgebenden Systems

Die Unschärfe des bildgebenden Systems wird in der Hauptsache durch die in der jeweiligen Film-Folien-Kombination verwendete Verstärkerfolie bestimmt. Zusätzlich kann jedoch eine schlechte Anpressung der Folien an den Film innerhalb der lichtdicht schließenden Kassette die Unschärfe verstärken.

Wegen der langen Belichtungszeiten ist der Einsatz folienloser Filme aus Gründen des Strahlenschutzes verboten.[12] Ein Röntgenfilm kann lediglich ca. 5 % der Röntgenleistung zur Belichtung nutzen, die Verstärkerfolie dagegen wandelt ca. 95 % der Röntgenstrahlen in sichtbares Licht um. Deshalb hat die Verstärkerfolie entscheidenenden Einfluß auf die Bildqualität bzw. die Belichtungszeit. Je größer die Empfindlichkeit (Verstärkung) der Folie ist, desto größer ist das Korn, zum Teil auch die Schichtdicke und die damit verbundene Unschärfe. Die Folien werden in fünf Empfindlichkeitsstufen eingeteilt:

- sehr fein zeichnend
- fein zeichnend
- universell verwendbar
- hochverstärkend
- höchstverstärkend

Die verschiedenen Film-Folien-Kombinationen haben jeweils eine andere Empfindlichkeit und ein unterschiedliches Auflösungsvermögen. Von Stufe zu Stufe fallen Dosisbedarf und Belichtungszeit etwa um die Hälfte ihres Wertes, so daß die Film-Folien-Kombinationen entsprechend den jeweiligen Untersuchungsanforderungen gewählt werden können. Die Universalfolie ist ein Kompromiß zwischen Korngröße (Schichtdicke), Unschärfe und Empfindlichkeit. Die Firmen geben die Empfindlichkeit ihrer Folien im Verhältnis zu den von ihnen angebotenen Universalfolien (= 1) an.

Durch die Verwendung von Folien aus seltenen Erden, die gegenüber den konventinellen Calcium-Wolframat-Folien eine höhere Empfindlichkeit aufwei-

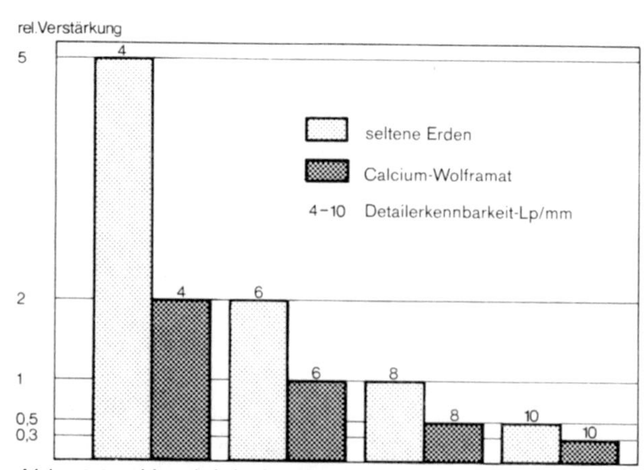

Abb. 4.6 Vergleich der Empfindlichkeit von Seltene-Erden- mit Calcium-Wolframat-Folien

sen, kann bei annähernd gleicher Bildqualität die Aufnahmedosis vermindert und damit die Belichtungszeit verkürzt werden (Abb. 4.6).

4.2.3 Bewegungsunschärfe

Ein weiteres Problem zur Erreichung einer ausreichenden Bildschärfe ergibt sich aus der Bewegungsunschärfe.

Eine Röntgenaufnahme ist nur dann völlig frei von Bewegungsunschärfe, wenn Brennfleck, Objekt und Film während der Belichtung relativ zueinander völlig in Ruhe sind. Brennfleck und Film können gewöhnlich genügend fixiert werden, die Bewegungen des menschlichen Körpers aber lassen sich nur zum Teil unterdrükken.

Zur Verminderung der Bewegungsunschärfe sollte man daher anstreben, sowohl die Bewegungsgeschwindigkeit als auch die Belichtungszeit zu verringern. Die Bewegung kann nur verlangsamt oder ausgeschaltet werden, wenn der Patient imstande ist, dabei mitzuwirken. Man kann auch Vorrichtungen zum Fixieren, wie etwa Sandsäcke, Kompressionsgurte u. ä. benutzen. Schwieriger wird die Aufgabe, wenn die Bewegungen halbautomatisch sind, wie z. B. die Atmung. Nicht zu unterdrücken sind die Bewegungen der inneren Organe (Speiseröhre, Magen, Darm, Herz, Arterien; vgl. Tabelle der Bewegungsgeschwindigkeiten Kap. 4.1) und Bewegungen von Patienten mit neurologischen Störungen (z. B. Muskelzittern). In solchen Fällen ist ein Ruhigstellen nicht möglich, und nur sehr kurze Belichtungszeiten können die Bewegungsschärfe auf ein Minimum herabsetzen.

4.3 Die Leistungsfähigkeit von Röntgengeneratoren

Röntgenstrahlung ist vorwiegend Bremsstrahlung und daher von der Bewegungsenergie (Geschwindigkeit) der Elektronen abhängig. Diese Geschwindigkeit wird bestimmt durch den Momentanwert der vom Röntgengenerator erzeugten Hochspannung, die permanent an der Röntgenröhre anliegt.

Bei der Durchstrahlung eines Körpers tritt ein Schwächungsprozeß auf, der quantenergieabhängig, d. h. von der Härte der Röntgenstrahlung abhängig ist.

Es tragen nur die Röntgenquanten hoher Energie (>60 kV) zur Bildentstehung bei, und schon relativ geringe Schwankungen der Anodenspannung wirken sich aus. Bei niedrigen Spannungswerten hat die elektrische Leistung keine bildgebende Wirkung (vgl. Abb. 3.10).

Die elektrische Energie, die der Röntgenröhre zugeführt wird, wird nur zu einem sehr geringen Teil (<1 %) in Strahlungsenergie umgewandelt. Der bildgebende Anteil ist jedoch noch geringer und kann je nach Spannungsform in weiten Grenzen schwanken. In den meisten Fällen trägt die Röntgenstrahlung direkt nur sehr wenig zur Filmschwärzung bei (ca. 5 %). Der überwiegende Teil wird durch Licht verursacht, in das die Röntgenstrahlung durch Verstärkerfolien umgewandelt wird. Auch dieser Vorgang ist quantenenergieabhängig. Aus diesen Gründen ist es wichtig, nicht nur die elektrische Leistung des Röntgengenerators als Maß für die Beurteilung des Schwärzungsvermögens heranzuziehen, sondern auch die unterschiedlichen Spannungsformen zu berücksichtigen (vgl. Kap. 3).

10 Je niedriger eine Spannung ist, um so größer sind die Strahlenkontraste:
$$A \sim \lambda^3, \lambda \sim \frac{1}{U} \rightarrow A \sim \frac{1}{U^3}$$
(A: Absorption, λ: Wellenlänge [nm], U: Spannung [kV])

11 Der Folgeband 5 der Schriftenreihe "Medizintechnik in Krankenhaus und Praxis" bietet eine ausführliche Übersicht aller auf dem deutschen Markt angebotenen Röntgenstrahler sowie eingehende Erläuterungen der kennzeichnenden Parameter.

12 Ausnahmen sind zur Zeit lediglich noch bei der Mammographie und für Zahnaufnahmen zulässig, die Entwicklung geht jedoch auch hier hin zum Einsatz von Film-Folien-Kombinationen.

5 Sicherheitstechnische Vorschriften und bestimmungsgemäßer Gebrauch

Röntgengeräte müssen die üblichen medizintechnischen Sicherheitsanforderungen erfüllen:

- Das Gerät muß sicher sein
- Der Raum muß sicher sein
- Die Anwendung muß sicher sein

Diese Anforderungen sind im wesentlichen in der Medizingeräte-Verordnung (MedGV), der Röntgenverordnung (RöV) und dem Eichgesetz näher geregelt. Während sich letztere ausschließlich auf den Strahlenschutz für Patienten, Bediener und Dritte beziehen, sind für Röntgensysteme als Geräte der Gruppe 3 der MedGV auch die Anforderungen für eine ordnungsgemäße Instandhaltung und für die Fachkunde des Bedienerpersonals incl. einer erforderlichen Einweisung geregelt.[13]

§ 10 Abs. 1 fordert unter Verweis auf § 6 Abs. 3 (allgemeine Fachkunde und praktische Erfahrungen), daß Röntgengeräte nur von Personen angewendet werden dürfen, die am Gerät unter Berücksichtigung der Gebrauchsanweisung in die sachgerechte Handhabung eingewiesen worden sind.

Die sicherheitstechnischen Anforderungen lassen sich generell in die der elektrischen Sicherheit, der mechanischen Sicherheit und die des Strahlenschutzes einteilen.

5.1 Elektrische Sicherheit

Zur Gewährleistung der elektrischen Sicherheit muß besonders auf die IEC-Richtlinie 513 hingewiesen werden, die grundlegende Aspekte der Sicherheit elektrischer Einrichtungen und ihrer medizinischen Anwendung behandelt. Sie gibt einen kurzen Überblick über die Gefahrenquellen im Umgang mit medizintechnischen Geräten und deren Vermeidung durch sicherheitsgerechte Installation, bestimmungsgemäßen Gebrauch, regelmäßige Inspektion und "sicherheitsgerechte Gestaltung" (DIN 31 000).

Darüber hinaus sind auch die DIN-VDE-Richtlinien 0107 und 0750 einzuhalten.

Die Netzversorgung muß den Anforderungen der Röntgenanlagen besonders hinsichtlich eines Potentialausgleichs und des richtigen Netzwiderstandes genügen (VDE 0100, 0750; zu den VDE- und DIN-Normen sowie weiteren Vorschriften und technischen Regeln vgl. auch Anhang II).

Die Einhaltung der in den jeweiligen VDE-Richtlinien geregelten Vorschriften für die elektrische Sicherheit kann durch regelmäßige Inspektionen gewährleistet werden (vgl. Kap. 6).

5.2 Mechanische Sicherheit

Zur Gewährleistung der mechanischen Sicherheit von Röntgenanlagen muß neben der Medizingeräteverordnung insbesondere die DIN 6828 T. 1 und 2, "Mechanische Sicherheit von Anlagen zur medizinischen Anwendung ionisierender Strahlung", beachtet werden. Der Hersteller muß garantieren, daß die von ihm vertriebenen Geräte sicher sind.

Um die mechanische Sicherheit der Röntgenanlagen zu gewährleisten, sollte die Mechanik der Geräte sowohl bei der Übergabe (Eingangsinspektion) als auch durch wiederkehrende Inspektionen bei Betrieb der Anlage seitens eines hauseigenen Röntgentechnikers überprüft werden (vgl. Kap. 6).

5.3 Strahlenschutz

Im Mittelpunkt der Frage nach dem sicheren Einsatz von Röntgengeräten steht die Forderung nach einem optimalen Strahlenschutz für das Personal und die Patienten.

Grundlage für den Strahlenschutz in der Bundesrepublik Deutschland sind folgende Gesetze und Verordnungen:

- Atomgesetz in der Neufassung vom 30.08.1976
- Verordnung über den Schutz vor Schäden durch Röntgenstrahlung–Röntgenverordnung (RöV)–vom 01.03.1973[14]
- Richtlinien des Bundesministeriums für Jugend, Familie und Gesundheit vom 02.01.1974 und 15.03.1974 (Durchführung der Röntgenverordnung)

Darüber hinaus wurden vom Normenausschuß Radiologie (NAR) im Deutschen Institut für Normung e. V. (DIN) auf der Grundlage von Empfehlungen der Internationalen Kommission für Strahlenschutz (ICRP) und der entsprechenden Euratom-Richtlinien mehrere Hinweise formuliert.

Auf der Basis des dreistufigen Sicherheitskonzeptes können auch die für den Strahlenschutz maßgeblichen Vorschriften in drei Kategorien eingeteilt werden:

- Strahlenschutzvorschriften für das Gerät
- Vorschriften für den baulichen Strahlenschutz
- Vorschriften für den personenbezogenen Strahlenschutz

Strahlenschutzvorschriften für das Gerät

Nach §§ 4, 7–10 RöV bedarf es für den genehmigungsfreien Betrieb einer Röntgeneinrichtung der Zulassung des Röntgenstrahlers. In Deutschland wird diese Zulassung aufgrund einer Bauartprüfung durch die Physikalisch-Technische Bundesanstalt (PTB) erteilt.

Aus den letzten Ziffern der Zulassungsnummer ist das Jahr der Erstzulassung zu ersehen. Eine Zulassung ist auf zehn Jahre begrenzt. Darauf sollte bei der Planung geachtet werden.

Strahler ohne Zulassung bedürfen vor Inbetriebnahme eines Genehmigungsverfahrens entsprechend § 3 RöV.

Vorschriften für den baulichen Strahlenschutz

Der bauliche Strahlenschutz ist hauptsächlich durch die §§ 15–17 RöV und die DIN 6811 und 6812 geregelt: Errichtung von medizinischen Röntgeneinrichtungen bis 300 kV, Abgrenzung der Kontrollbereiche, Abgrenzung des Röntgenraumes usw.

Neben den üblichen Bauunterlagen muß der zuständigen Landesbehörde ein spezieller Strahlenschutzplan vorgelegt werden. In diesem Strahlenschutzplan sind die Kontroll- (Röntgenräume) und Überwachungsbereiche entsprechend § 15 RöV auszuweisen. Der Kontrollbereich umfaßt Röntgenräume, in denen berufstätige Personen zwischen 0,3 und 1 mSv[15] (30 und 100 mrem)/Woche ausgesetzt sein können. Im Überwachungsbereich liegen die Werte zwischen 0,03 und 0,3 mSv (3 und 30 mrem)/Woche. Die zuständige Behörde kann bestimmen, daß weitere Bereiche als Kontroll- oder als Überwachungsbereiche zu behandeln sind, wenn dies zum Schutz einzelner oder der Allgemeinheit erforderlich ist.

Die Einteilung in Kontroll- und Überwachungsbereiche gilt nicht nur während der Einschaltzeit des Röntgengerätes, sondern auch während der Betriebsbereitschaft, d. h., während die Anlage eingeschaltet ist, ohne zu strahlen.

Innerhalb der Kontrollbereiche dürfen keine Umkleidekabinen, Arbeitsplätze oder Verkehrswege liegen. Es sollte auch vermieden werden, daß Patienten, die auf die Untersuchung warten, in den Streustrahlenbereich bereits laufender Untersuchungen geraten. Jeder Raum, in dem eine Röntgenuntersuchung stattfindet, muß daher deutlich sichtbar mindestens durch die Worte "Kein Zutritt – Röntgen" gekennzeichnet werden. In der Regel muß diese Kennzeichnung an jedem Röntgenraum einschließlich des Schaltraumes dauerhaft angebracht werden (§ 16 RöV).

Je größer die Leistungsfähigkeit des Röntgengerätes und je höher die zu erwartende Nutzungsfrequenz sind, desto stärker und unter Umständen schwerer ist der bauliche Strahlenschutz auszuführen (DIN 6811, 6812). Daher ist bei der Bauplanung neben der Decken- und/ oder Fußbodenbelastung der gewünschten Röntgenanlage auch die Gewichtsbelastung durch den notwendigen baulichen Strahlenschutz zu berücksichtigen.

Die baulichen Strahlenschutzvorkehrungen sind für die Seitenwände, Türen, Fußboden und Decke des Röntgenraums auszulegen. Bei Gebäuden, die vor Inkrafttreten der Röntgenverordnung gebaut wurden, werden meist Mängel in der Statik des Gebäudes festgestellt, so daß unter Umständen aufwendige zusätzliche Baumaßnahmen die Errichtung der Röntgenanlagen erschweren.

Vorschriften für den personenbezogenen Strahlenschutz

Durch die Röntgenverordnung werden die wesentlichen Schutzvorschriften geregelt, die dem Strahlenschutz der Patienten und des Personals dienen (§§ 23, 25, 27 und 28).

Die Schädigung des Menschen durch Strahleneinwirkung ist abhängig von der Höhe der Dosis, der zeitlichen Dosisverteilung und der Beschaffenheit des biologischen Gewebes. Daher stellt die gleiche Strahlendosis für die verschiedenen Menschen eine unterschiedliche Belastung dar.

Grundlage des personenbezogenen Strahlenschutzes ist die Forderung des § 12 RöV, wonach die Strahlenbelastung von Personen so gering wie möglich zu halten ist.

Diese allgemeine Forderung wird hinsichtlich des Schutzes der Patienten durch die §§ 23 Abs. 1 (Schutz der Keimdrüsen und der Leibesfrucht), § 25, Abs. 1 und 2 (Grundsätze bei der Röntgenuntersuchung des Kopfes und der Gliedmaßen), § 27 Abs. 2 (Anwendung von Röntgenstrahlen bei bestehender Schwangerschaft) und § 28 Abs. 1 und 3 (Anwendung von Röntgenstrahlen auf Säuglinge, Kinder und Jugendliche) spezifiziert. Für die Patienten sind bei Zahn- und Kieferaufnahmen Schutzeinrichtungen mit mindestens 0,4 mm Bleigleichwert und für den übrigen Körper Einrichtungen ausreichender Stärke zum Schutz der Keimdrüsen, der Ovarien sowie des Hodens (DIN 6813) bereitzuhalten.

Über diese Vorschriften hinaus wird der Schutz der

Patienten im wesentlichen durch jene Regelungen der Röntgenverordnung bestimmt, die festlegen, daß Röntgeneinrichtungen nur von Personen betrieben werden dürfen, die über das für den Strahlenschutz erforderliche Fachwissen verfügen. Dadurch soll u. a. sichergestellt werden, daß die Zahl der Aufnahmen die Strahlenexposition des Patienten auf das für die diagnostische Information nötige Minimum begrenzt.

Neben den Ärzten müssen daher auch die MTAs, MTRs, Schwestern und Pflegekräfte über Kenntnisse möglicher Strahlengefährdung und anzuwendende Schutzmaßnahmen verfügen.

Grundregel des Strahlenschutzes für das Personal ist die Beachtung von drei physikalischen Prinzipien:

- Abschirmung
  Schutz des Körpers mit Schutzschürzen, Schutzplatten usw.
- Abstand
  möglichst große Entfernung zur Strahlenquelle
- Zeit
  kurze Verweildauer im Strahlenfeld

Für den Betrieb von Röntgenanlagen sind Kontrollbereiche in der RöV definiert.

Der Kontrollbereich ist ein Raum, ein Teil eines Raums, eine Gruppe von Räumen oder ein abgrenzbarer Bezirk eines Freigeländes, in dem wegen der dort zu erwartenden Strahlenexposition Zutritts- und Aufenthaltsbeschränkungen sowie Überwachung erforderlich sind. Über das Aufenthaltsrecht im Kontrollbereich der Röntgenuntersuchung informiert die Röntgenverordnung (vgl. Exkurs).

Gemäß § 40 RöV besteht für Personen, die sich im Kontrollbereich aufhalten, die Verpflichtung, die Personendosis zu messen. Die Beschaffung geeigneter Meßgeräte (Dosimeter) gehört zu den Aufgaben des Betreibers der Röntgeneinrichtung, z. B. der Krankenhausleitung.

Für die Personendosimetrie stehen zwei unterschiedliche Meßverfahren zur Verfügung: das Pen- oder Taschendosimeter (T) und das Filmdosimeter (F).

Das Taschendosimeter nutzt die Ionisation der Luft durch Röntgenstrahlen aus. Am Taschendosimeter wird der Spannungsabfall mit einem Fadenelektrometer angezeigt; die aufgelaufene Dosis kann jederzeit abgelesen und aufgezeichnet werden.

Für die Personendosismessung in Röntgenbetrieben müssen Taschendosimeter röntgentauglich (ab 14 keV) und geeicht sein. Die Ablesung muß täglich erfolgen, um

Verordnung über den Schutz durch Röntgenstrahlen – RöV vom 01.03.1973

§ 18 Aufenthalt im Kontrollbereich

(1) Bei der Röntgenuntersuchung ... dürfen sich ... nur folgende Personen im Kontrollbereich aufhalten:

1. die mit der Röntgenuntersuchung befaßten Ärzte oder Zahnärzte,
2. die mit der Röntgenuntersuchung befaßten Personen, die ohne Ärzte oder Zahnärzte zu sein, zur Ausübung der Heilkunde oder der Zahnheilkunde berechtigt sind,
3. die in § 20 Abs. 1 Nr. 3 und 4 bezeichneten Personen,
4. sonstige Personen, wenn sie zur Durchführung der darin vorgesehenen Betriebsvorgänge tätig werden müssen (z. B. Physiker),
5. sonstige Personen, soweit dies zu ihrer Ausbildung, Weiterbildung oder Fortbildung oder zur Erlangung der für den Strahlenschutz erforderlichen Kenntnisse notwendig ist, unter Aufsicht einer der in Nr. 1 bezeichneten Personen,
6. sonstige Personen, deren Anwesenheit zur Durchführung der Röntgenuntersuchung unbedingt erforderlich ist, unter der unmittelbaren Aufsicht einer der in Nr. 1 bezeichneten Personen ...

(9) Personen, die das 18. Lebensjahr noch nicht vollendet haben, dürfen im Kontrollbereich nicht tätig werden. Schwangere Frauen dürfen sich nicht im Kontrollbereich aufhalten, wenn sie nicht untersucht oder behandelt werden ...

§ 20 Zur Anwendung berechtigte Personen

(1) Auf den lebenden Menschen dürfen nur folgende Personen in Ausübung ihres Berufs Röntgenstrahlen anwenden: ...

3. Personen, die zur Führung der Berufsbezeichnung
"medizinisch-technischer Radiologieassistent",
"medizinisch-technische Radiologieassistentin",
"medizinisch-technischer Assistent" oder
"medizinisch-technische Assistentin"
berechtigt sind,
4. Hilfskräfte, die unter ständiger Aufsicht und Verantwortung einer der in Nummer 1 bezeichneten Personen tätig sind, wenn sie die für diese Tätigkeit erforderlichen Kenntnisse im Strahlenschutz besitzen."

möglichst schnell Hinweise auf technische oder organisatorische Mißstände zu erhalten.

Die Hersteller der Taschendosimeter bieten auch entsprechende Ladegeräte und Kontrollvorrichtungen an.

Filmdosimeter basieren auf dem Prinzip der Schwärzung von lichtempfindlichen Fotoemulsionen durch Röntgenstrahlen (DIN 6800, T. 4). Sie arbeiten nach dem filteranalytischen Verfahren (DIN 6816). Belieferung der Plaketten und Filme sowie deren Auswertung erfolgen von einer nach Landesrecht zuständigen neutralen Meßstelle.

Die Plakette, in die der Film eingelegt wird, enthält Filter, die die Strahlung von beiden Seiten gleich stark schwächen (1,5 Cu/0,3 Cu/0,05 Cu); damit ist die Strahlenqualität bestimmbar. Ein 0,8 mm starkes Bleifilter ist –Vorderseite gegen Rückseite–versetzt angeordnet, damit bei Dosisüberschreitungen oder Strahlenunfällen die Einfallsrichtung bestimmt werden kann.

Im Filmpack sind zwei Filme unterschiedlicher Empfindlichkeit in Plastikfolie eingeschweißt, womit der erfaßbare Dosisbereich erweitert wird. Die Personendosis wird von der Landesmeßstelle in mSv[15] angegeben, wobei die untere Nachweisgrenze bei 0,2 mSv (20 mrem) liegt. Für die Auswertung und damit Tragedauer der Meßfilme ist höchstens ein Monat vorgeschrieben. Die Meßfilme sind mit Nummern versehen. Die ersten drei Ziffern geben den Monat und die letzte Ziffer das laufende Jahr an (035 ... ≙ März 85). Für diesen Monat ist der Meßfilm zum Tragen vorgesehen.

In den "Richtlinien über Art und Umfang der Messung der Personendosis nach § 40 der Röntgenverordnung"[16] sind für den Strahlenschutzverantwortlichen Entscheidungshilfen für die Wahl des geeigneten Meßverfahrens zusammengestellt, aus denen in folgender Tabelle eine beispielhafte Übersicht wiedergeben wird.

Neben der physikalischen Strahlenschutzkontrolle muß auch die ärztliche Untersuchung der beruflich strahlenexponierten Personen (§§ 42 ff., RöV) durch einen von der zuständigen Behörde ermächtigten Arzt gewährleistet sein. Der Beschäftigung der untersuchten Personen im Kontrollbereich dürfen keine gesundheitlichen Bedenken entgegenstehen.

Dosimeter verschiedener Röntgenuntersuchungen

Röntgenuntersuchung	Dosimeter
1. Röntgenaufnahmen, einschließlich Zahnaufnahmen, wenn Aufenthalt im Kontrollbereich nicht unwahrscheinlich ist	F
2. Röntgenaufnahmen, einschließlich Zahnaufnahmen, wenn Aufenthalt im Kontrollbereich aufgrund von technischen Strahlenschutzvorkehrungen oder von Betriebsanweisungen ausgeschlossen ist	–
3. Röntgendurchleuchtung, Untersucher und gewöhnlich Anwesende	T + F
Bei hinreichender Erfahrung und aufgrund des Ergebnisses der Strahlenschutzprüfung nach § 4 Abs. 1 RöV sowie gelegentliche, doch wiederkehrende Hilfeleistung durch dieselbe Person im Kontrollbereich	F
4. Röntgenaufnahmen und -durchleuchtung, seltene Anwesenheit sonstiger Personen im Kontrollbereich; gelegentliche Hilfeleistung durch sonstige Personen im Kontrollbereich	T
5. Anwendungen von Röntgenstrahlen im Operationssaal	T + F
6. Nur Röntgenaufnahmen am Patientenbett, dabei nur Hilfeleistungen	T
7. Spezialuntersuchungen mit Aufnahmen und/oder Durchleuchtungen[17]	T + F

F: Filmdosimeter
T: Taschendosimeter

13 § 6 Abs. 2 normiert die Verpflichtung für eine ordnungsgemäße Instandhaltung zur Gewährleistung der elektrischen, mechanischen und strahlenhygienischen Sicherheit der Geräte.

14 Da gegenwärtig an einer Novellierung und Ergänzung der RöV gearbeitet wird, können neben den derzeit in der RöV geregelten Aspekten des Strahlenschutzes (z. B. Grenzwerte der Körperdosen) in Analogie auch die Vorschriften der Strahlenschutzverordnung (StrlSchV) vom 13.10.1976 herangezogen werden.

15 mSv = Milli-Sievert (1 mSv = 100 mrem); vgl. auch Anhang I

16 Durchführung der Röntgenverordnung, 2. Bekanntmachung des BMJFG und des BMA vom 15.03.1974, Teil A.

17 Hierbei handelt es sich um Röntgeneinrichtungen, an denen spezielle Untersuchungen durchgeführt werden, insbesondere solche, bei denen während der Untersuchung mit Instrumenten (wie z. B. Kathetern) am Patienten gearbeitet wird. In diesen Fällen variieren nicht nur die Typen der Röntgen-Untersuchungsgeräte, sondern auch die Anordnung der Aufteilplätze und die Aufenthaltsdauer der Personen innerhalb des Kontrollbereichs während der Untersuchung.

6 Inspektionskonzept

In den folgenden Ausführungen werden Hinweise für einen hauseigenen Service an Röntgeneinrichtungen – sowohl für Aufnahme- als auch für Durchleuchtungsgeräte – gegeben. Die Erfahrungen des bundesweit durchgeführten Modellvorhabens "Technische Service-Zentren in Krankenhäusern"[18] sowie die des tkb haben gezeigt, daß die schrittweise Einführung und regelmäßige Durchführung der folgenden Inspektionsmaßnahmen für Röntgeneinrichtungen Grundlage einer kostensenkenden und qualitätsverbessernden hauseigenen Instandhaltung sind.

Ein Teil der notwendigen Wartungs- und Reparaturarbeiten, die durch eine gezielte Inspektion erkannt werden, können den Erfahrungen zufolge von einem hauseigenen Röntgentechniker zumeist problemlos bewältigt werden. Für jedes Gerät sollte ein Instandhaltungsnachweis in Form eines Gerätelebenslaufs geführt werden, in dem die durchgeführten Inspektionen und erforderlichen Wartungs- und Reparaturarbeiten protokolliert werden.

Ein spezielles Inspektionskonzept nur für den Generator ist nicht sinnvoll, da bei einer Inspektion immer die Gesamtanlage berücksichtigt werden soll.

Die Ausfallhäufigkeit kann in jedem Fall verringert werden, wenn die im tkb-Inspektionskonzept beschriebenen Maßnahmen regelmäßig durchgeführt werden mit dem Ziel, die Röntgengeräte jederzeit in voll funktionstüchtigem Zustand bereitzuhalten.

Das vierstufige Konzept zur regelmäßigen, intervallweisen Inspektion mit verschiedenen Untersuchungstiefen ist als allgemeiner Inspektionsrahmen anzusehen, der aufgrund gerätespezifischer Erkenntnisse über Einsatzproblematik, Ausfallhäufigkeit und Störanfälligkeit entsprechend den Erfordernissen der Gerätelebensläufe fallweise zu modifizieren ist.[19]

Ein Funktionskonzept für Röntgeneinrichtungen kann daher nur in enger Zusammenarbeit zwischen hauseigenen Röntgentechnikern, Medizin-Physikern, Radiologen und medizinisch-technischen Radiologieassistentinnen realisiert werden.

Das Kapitel Einsatzinspektionen behandelt Maßnahmen, die speziell vor jedem Einsatz des Röntgengerätes und während des Betriebes durch das medizintechnische Personal durchgeführt werden können und sollten, um den Anforderungen an Wirtschaftlichkeit und Sicherheit der Geräte zu genügen.

Darüber hinaus müssen weitere Inspektionen regelmäßig vorgenommen werden. Die entsprechenden Maßnahmen sind in drei weitere Inspektionstiefen gegliedert: Betriebsinspektion, Hauptinspektion, Eingangsinspektion.

6.1 Einsatzinspektion

Jedes Röntgengerät sollte vor dem Einsatz auf seine Funktionstüchtigkeit überprüft werden, wobei keine Meßgeräte und Testschaltungen notwendig sind.

In der Einführungsphase eines Inspektionskonzeptes ist es notwendig, die Ärzte und Radiologieassistentinnen durch Schulung über Sinn und Zweck dieser Kontrollen und deren ordnungsgemäße Durchführung aufzuklären. Festgestellte Fehler sollten dem hauseigenen Röntgentechniker unverzüglich mitgeteilt werden.

(1) Sichtkontrolle des Gerätezustandes
Wegen der Verletzungsgefahr sollte das Gerät insbesondere auf gelöste Verkleidungen und abstehende Teile hin gesichtet werden.

(2) Kontrolle der Gerätebewegungen
Die Gerätebewegungen sollten leichtgängig und ohne starken Widerstand möglich sein. Verschmutzungen der Lauffläche oder Getriebeteile machen sich durch Schwergängigkeit der Bewegung bemerkbar.

(3) Kontrolle der mechanischen Bremsen
Die Bremsen sollten eine eindeutige Fixierung des Gerätes in jeder notwendigen Stellung gewährleisten. Die Überprüfung der mechanischen Bremsen erweist sich insbesondere bei Rasterwandgeräten als erforderlich.

(4) Kontrolle der Vorrichtungen zur Patientenhalterung und Fixierung
Bei Bewegung des Röntgengerätes oder eines Teils davon darf niemals die Gefahr bestehen, daß sich die Patientenhalterung aus der Fixierung löst und der Patient unter Unständen verletzt wird. Außerdem sollte gewährleistet sein, daß die für die Untersuchung benötigte Lage des Patienten reproduzierbar festgehalten werden kann.

(5) Kontrolle der Entwicklungsmaschinen
Das Röntgenbild soll zu jeder Zeit für eine bestimmte Strahlendosis die gleiche Schwärzung erhalten. Während die Strahlendosis durch Belichtungsautomaten ziemlich konstant gehalten werden kann, ist der Entwicklungsprozeß mehreren variablen Einflußgrößen unterworfen:

- Temperatur
- Ausnutzungsgrad des Entwicklers
- Regeneratoranteile

Im ungünstigsten Fall ist eine tägliche, nach längerer Erfahrung wöchentliche Kontrolle der Entwicklungsmaschine nötig (vgl. DIN 6868, T. 2).

(6) Kontrolle der Sicherheitseinrichtungen
Einige Geräte verfügen über Sicherheitsschalter zum Schutz von Gerät, Bediener und Patient. Diese und andere Sicherheitseinrichtungen, wie z. B. die Sicherheitstrittplatten und der Berührungsschutz, sind auf ihre Funktionstüchtigkeit gemäß der Bedienungsanleitung zu prüfen.

(8) Kontrolle der Seilführung für den Gegengewichtsausgleich, Sichtkontrolle auf Aufspleißungen
Die Seile für den Gegengewichtsausgleich sowie die Aufhängung der Zielgeräte sollten hinsichtlich entstandener Aufspleißungen überprüft werden.

(9) Kontrolle der Befestigung der Tubushalterung
Die Arretierung der Tubushalterung ist auf ihren festen Sitz hin zu prüfen: Die Tubusplatte muß völlig plan liegen, um eine Sicherung gegen Herausfallen und die exakte Zentrierung des Strahls zu gewährleisten. Außerdem ist sie auf mechanische Druckstellen zu prüfen.

Ferner muß die Schiene des Tubus gereinigt und ihre Festigkeit kontrolliert werden. Die Schiene sollte mit weißem Paraffin oder Stearin eingerieben werden (Graphit schmutzt), um die Leichtgängigkeit der Tubusplatte zu garantieren zu können. Keinesfalls darf der Tubus geölt werden, da er sonst verschmutzen oder verharzen könnte.

(10) Kontrolle der Halterung und Justierung der Kassette
Bei der Kassettenhalterung muß auf einen leichtgängigen Einschub der Kassette geachtet werden. Deshalb sollte die Halterung mit weißem Paraffin oder Stearin eingerieben werden (Graphit schmutzt).

6.2 Betriebsinspektion

Die Inspektionsleistungen, die während einer Einsatzinspektion erbracht werden können, decken nur zum Teil die Inspektionen ab, die am Gerät durchgeführt werden müssen, um dessen Funktionsbereitschaft sicherzustellen.

Deshalb sollte eine Betriebsinspektion von einem ausgebildeten Röntgentechniker bei Bedarf, mindestens jedoch einmal pro Jahr bzw. in Zusammenhang mit einer Reparatur durchgeführt werden.

Die Inspektionsleistungen sind in der tabellarischen Übersicht dieses Kapitels aufgelistet. Die aufgeführten Punkte müssen im Einzelfall noch um die speziellen Hinweise und Richtlinien der verschiedenen Hersteller ergänzt werden.

6.2.1 Mechanische Überprüfung

(7) Reinigen und Entstauben der Anlage
Hierbei handelt es sich um eine Grundreinigung der Anlage an den Stellen, die vom Bedienungspersonal nicht erfaßt werden können, oder nur durch Demontage von Gehäuseteilen zugänglich sind. Sofern Lichtschrankendioden zur Steuerung der Bewegungsabläufe vorhanden sind, sollten diese ebenfalls gereinigt werden.

6.2.2 Überprüfung der elektrischen und elektronischen Funktionselemente

(11) Überprüfung der Not-Aus-Taste auf Funktion
Bei dieser Prüfung wird festgestellt, ob die gesamte Anlage nach Betägigen der Not-Aus-Taste (Hauptschütz-Vorsteuerkreis) spannungsfrei ist.

(12) Überprüfung des Fehlerstrom-Schutzschalters
Zur Kontrolle des Fehlerstrom-Schutzschalters ist die entsprechende Prüftaste auszulösen.

(13) Sichtkontrolle aller Anzeige- und Kontrollampen
Ggf. defekte Kontrollampen sind auszuwechseln, erkannte Wackelkontakte zu beheben.

(14) Sichtkontrolle und ggf. Reinigung aller Steckkontakte
Steckkontakte sind von erkennbaren Oxydationen mit Polierpapier zu befreien. Bei freibeweglichen Leitungen ist auf die Zugentlastung der Kabel und Stecker zu achten. Defekte Stecker sind auszuwechseln.

(15) Kontrolle der Bewegungsabläufe und Verriegelungen
Neben der Gängigkeit der Bewegungsabläufe ist insbesondere bei elektromechanischen Antrieben die Funktion der Endschalter zu testen. Sicherheitsverriegelungen sind besonders zu beachten.

(16) Überprüfung der elektromechanischen Bremsen

Die elektromechanischen Bremsen müssen im Interesse der Sicherheit des Patienten und des Bedieners sofort ansprechen. Die Bremsschienen müssen gereinigt und von Fett und Staub befreit werden.

6.2.3 Überprüfung des Generators

(17) Überprüfung des Transformatoröls

Zu überprüfen ist hier besonders bei alten Generatoren, ob genügend Öl vorhanden ist.

(18) Kontrolle des Hochspannungskabels

Die Hochspannungskabel sind auf den ordnungsgemäßen Zustand hin zu überprüfen.

(19) Kontrolle des Hochspannungsausgangs

Der Hochspannungsausgang am Generator ist zu überprüfen und gegebenenfalls zu reinigen.

(20) Überprüfung der Netzspannung und des Netzangleichs

Netzspannung und Netzangleich sind den Herstellerangaben entsprechend zu kontrollieren.

(21) Überprüfung der primärseitigen Spannung

Die primärseitig am Generator anliegende Spannung ist zu kontrollieren.

6.2.4 Strahlenschutzprüfung und Qualitätskontrolle

(22) Überprüfung der Dosisleistungsautomatik

Die Dosisleistungsautomatik regelt automatisch die auf den Patienten eingestrahlte Dosisleistung (kV, mA) so ein, daß die erzeugte Lichtstärke am BV-Ausgang konstant ist. Die niedrigsten kV- und mA-Werte sollten ohne zusätzlichen Absorber erreicht werden. Mit Hilfe einer Platte aus 2 mm starkem Kupfer sollten die angezeigten kV- bzw. mA-Werte größtmöglich hochgeregelt werden. Für genauere Messungen werden 0,5 mm Cu, 1 mm Cu, 1,5 mm Cu und 2 mm Cu der Reihe nach in den Nutzstrahlengang gebracht und die Konstanz der Einfall-Dosisleistung am Bildverstärker geprüft. Für eine grobe Beurteilung wird eine vorsichtig doppelt zusammengelegte Strahlenschutzschürze in den Nutzstrahlengang gebracht. Sie löst die gleiche Wirkung wie die 2mm-Kupferplatte aus.

Diese Prüfungen sollten vom hauseigenen Röntgentechniker durchgeführt werden, da er über die notwendige Fachkunde im Umgang mit den Dosismeßgeräten verfügt.

(23) "Stand-by"-Geräte laufen lassen

Alle Hochvakuum-Artikel (Röntgenröhren, BV, FS-Ketten) verschlechtern ihr Vakuum, wenn sie längere Zeit nicht betrieben werden. Ältere chirurgische Röntgen-Bildverstärker sind zur Verbesserung des Vakuums mit einem Schalter "Getter-Ein" ausgerüstet. Die modernen Geräte regenerieren ihr Vakuum während des Betriebes. Wenig benutzte Geräte, z. B. Reservegeräte für Notfälle, sollten darum monatlich eingeschaltet werden und ¼–1 h mit einem kV-Wert aus der unteren Hälfte des Regelbereichs betrieben werden.

6.3 Hauptinspektion[21]

Die Hauptinspektion beinhaltet eine regelmäßige Überprüfung der Funktions- und Betriebssicherheit von Röntgengeräten. Die hier vorzunehmenden Messungen können nur mit entsprechenden Hilfsmitteln und Meßgeräten durchgeführt werden, die in Kapitel 6.5 beschrieben sind.

Sofern Einsatz- und Betriebsinspektionen regelmäßig vorgenommen werden und es keine weiteren Störfälle gibt, genügt es, im Abstand von einigen Jahren ergänzend eine Hauptinspektion vornehmen zu lassen. Aus der Dokumentation der Gerätelebensläufe kann sich eine vorbeugende Instandhaltungsstrategie entwickeln, die einen Teil der Störeinflüsse vorhersehbar macht. Eine laufende Anpassung an das jeweilige Krankenhaus unter Berücksichtigung der wachsenden Erfahrung des hauseigenen Röntgengeräte-Service ist notwendig.

(24) Messung der Betriebsspannung, kV-Messung

Zur indirekten kV-Bestimmung[20] durch den hauseigenen Röntgentechniker ist die "kV-Kassette" geeignet.

Ein Eingriff in die Verkabelung des Röntgengerätes ist nicht nötig. Eine Aufnahme-Kassette, Format 13 x 18, trägt auf der Vorderseite eine Bleiplatte mit drei Lochreihen. In die Kassette ist auf die eine Hälfte eine gering verstärkende feinzeichnende Folie (FF) und in die andere eine hochverstärkende Folie (HF) eingeklebt. Die Lochreihe über der FF ist frei, die Lochreihen über der HF sind mit Kupferfiltern ansteigender Dicke ausgefüllt.

Geprüft wird, unter welchem Kupferfilter die gleiche Schwärzung wie unter den freien Löchern vorhanden ist. Aus einer Eichkurve sind die zu den Cu-Filterdicken gehörigen Röhrenspannungen ablesbar.

Ein Spezialdosimeter (Analysator) eignet sich ebenfalls für diese Messung. Mit ihm ermittelt der Röntgentechniker folgende Daten:

- kV-Scheitelspannung
- kV-Effektivspannung
- Schaltzeit
- Abschaltdosis

(25) Messung der Ladungsmenge, mAs-Messung
Die mAs-Messung ist nur notwendig, wenn nach Kontrolle (24) eine abweichende Einfallsdosis festgestellt wurde, weil eine verminderte mAs-Abgabe des Strahlers eine geringere Dosis ergibt.

Die einfachste Methode ist, Strom (mA) und Zeit (s) zu messen und das Produkt mA x s mit der mAs-Anzeige zu vergleichen. Der Zeitschalter kann durch Vergleich mit einer guten Stoppuhr kontrolliert werden.

Der Zusammenhang zwischen kV, mA, Filter und Dosisleistung ist dem Tabellenwerk von Wachsmann und Drechsler (a. a. O.) zu entnehmen.

Für eine genaue Messung von Röhrenstrom (mA) und mAs-Produkt mit einem mAs-Meter mußte bisher in die Schaltung des Röntgengerätes eingegriffen werden, was ausschließlich Röntgentechnikern vorbehalten ist. Mit einem speziellen Analysator werden die Daten in dem Hochspannungsteil der Röntgenanlage bestimmt.

(26) Überprüfung des Anodentellers
Bei Röntgenröhren mit Drehanode tritt nach einiger Zeit ein Verschleiß des Lagers der Drehanode auf, der Anodenteller beginnt zu wackeln. Die bei hohen Drehzahlen auftretende Zentrifugalkraft verstärkt die Exzentrizität. Aufmerksame Bediener des Gerätes hören an dem etwas lauteren Geräusch, daß ein Lagerschaden in der Röhre aufgetreten sein kann.

Zur Kontrolle wird ein Blei- oder Kupferkreuz aus Draht fokusnah an der Tiefenblende so angebracht, daß ein Balken des Kreuzes in Längsrichtung der Röhre (Anoden-Kathoden-Anschluß), der andere Balken quer dazu liegt (Strahlenaustritt).

Bei wackelnder Anode tanzt der Brennfleck in Röhren-Längsrichtung hin und her, und der Querbalken des Kreuzes erscheint auf dem BV bzw. der Röntgenaufnahme stärker verschmiert als der Balken in Längsrichtung. Wegen des Verharrens der Pendelbewegung im Umkehrpunkt kann es auch zu einer doppelten Abbildung des Querbalkens kommen. Wenn die Verschmierung in 1 m Fokus-Film-Abstand 2 mm übersteigt, sollte ein baldiger Austausch der Röntgenröhre veranlaßt werden.

Es muß darauf hingewiesen werden, daß das beschriebene Phänomen bei Durchleuchtungen mit stehender Drehanode nicht erkennbar ist. Diese Messung sollte bei Aufnahmebetrieb, nicht aber bei der Durchleuchtung erfolgen.

(27) Kontrolle der Belichtungsautomatik
Ein geeignetes Dosimeter wird mit seiner Meßkammer anstelle der Kassette im Röntgengerät fixiert. Die so gemessene Abschaltdosis muß gegenüber früheren Messungen in etwa gleichgeblieben sein. Zu beachten ist, daß die Abschaltdosis für eine bestimmte Film-Folien-Kombination eingestellt ist.

(28) Überprüfung der Übereinstimmung von Lichtvisier und Nutzstrahlenbündel
Ein Metalldraht-Viereck mit der Kantenlänge 10 cm wird auf den Patiententisch gelegt. Der Kegel des Lichtvisiers

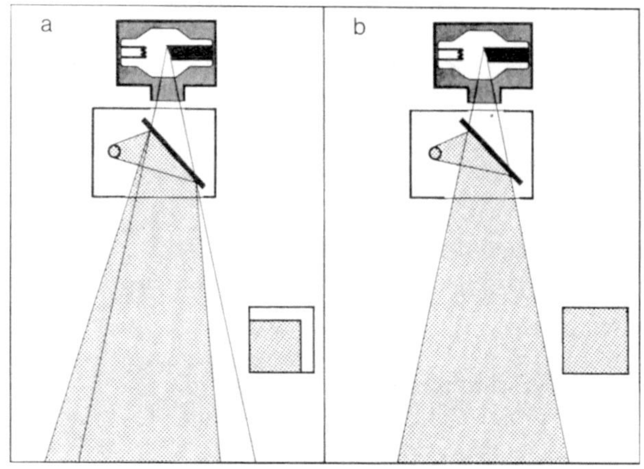

Abb. 6.1 Prüfung der Übereinstimmung von Lichtvisier und Nutzstrahlenbündel

wird mit den Tiefenblenden auf dieses Viereck eingestellt. Eine Aufnahme wird ausgelöst. Um Film zu sparen, kann anstelle des Filmes eine Platte mit handelsüblicher Nachleuchtfarbe in der Kassette verwendet werden, die anschließend in einer dunklen Ecke betrachtet wird.

Bei Übereinstimmung von Lichtvisier und Nutzstrahl ist keine der Kanten des Vierecks erkennbar (Abb. 6.1 b). Wenn die Kanten des Metalldraht-Vierecks sichtbar sind (Abb. 6.1 a), muß nachjustiert werden.

(29) Überprüfung der Flächendosisprodukt-Messung nach § 29 RöV
Mit dem Lichtvisier wird ein Feld von 10 x 10 cm wie bei Überprüfung (28) eingestellt. Die Meßkammer eines geeigneten Dosimeters wird an der gleichen Stelle positioniert, wo das Feld eingestellt ist. Die Strahlung wird eingeschaltet und die Dosis gemessen (z. B. 1 R).[22] Das Produkt aus Fläche (100 cm^2) und Dosis soll der Anzeige am Flächendosismeßgerät entsprechen.

(30) Kontrolle des geräteseitigen Strahlenschutzes
Mit einem trägheitsarmen Dosisleistungsmesser und einem Streuphantom sind die kritischen Stellen der Abschirmung wie Kasetteneinschub, Zentrierung auf BV-Eingangsfeld sowie Flansch der Tiefenblende zu prüfen.

Das Strahlenschutz-Zubehör des Gerätes kann entsprechend der folgenden Inspektion geprüft werden:

(31) Überprüfung der Strahlenschutzkleidung nach § 19 RöV
Die Kontrollen beschränken sich zunächst auf äußerlich erkennbare Beschädigungen (Sichtkontrolle).

Sollte der Verdacht einer Beschädigung (z. B. Bruch in einer Schutzschürze) bestehen, so kann die fragliche Stelle unter Durchleuchtungsbedingungen oder mit einer Röntgenaufnahme auf Defekte der Abschirmeigenschaften kontrolliert werden. Ein weiterer Einsatz ist zu unterbinden (vgl. DIN 6813). Im Interesse des Bedieners kann diese Prüfung selbständig auch häufiger durchgeführt werden.

Bei vermuteten größeren Fehlern ist eine Ortsdosis-/Ortsdosisleistungsmessung durch fachkundige Personen notwendig (§ 39 RöV).

(32) Kontrolle des Aufnahmematerials
Die Kassetten sind auf Lichtdichtheit und gleichmäßigen Folien-Filmandruck zu prüfen (vgl. DIN 6832, T. 2). Den einfachsten Versuchsaufbau bietet die Aufnahme von Fliegengaze, die von einer dickeren Glasplatte gleichmäßig auf die Kassette gedrückt wird. Wird an einer Stelle die Fliegengaze unscharf abgebildet, so liegen an dieser Stelle Folie und Film nicht eng aufeinander.

Sollten die Aufnahmen unterbelichtet sein und sich nach den Inspektionen (5) und (25) bis (27) keine Fehlerhinweise ergeben, besteht die Möglichkeit, daß die Folie verbraucht und somit die Lichtausbeute zu gering ist. Eine Vergleichsaufnahme mit einer neuen Verstärkerfolie gleichen Typs unter den gleichen Bedingungen (z. B. mit Alu-Treppe) zeigt, ob der Fehler hier zu suchen ist.

(33) Kontrolle der Betrachtungsgeräte
Staub, Schmutz und mangelhafte Leuchtdichte lassen den besten Röntgenfilm flau und kontrastarm erscheinen, was zu Fehldiagnosen führen kann.

Eine Reinigung der Röntgenbild-Betrachtungsgeräte und eine Kontrolle der Leuchtstoffröhren bzw. Glühlampen auf die erzeugte Leuchtdichte ist in größeren Zeitabständen notwendig. Für orientierende Messungen genügen Vergleiche mit einem handelsüblichen Belichtungsmesser an verschiedenen Stellen des Lichtkastens im Vergleich zu neueren Betrachtungsgeräten der Umgebung.

6.4 Eingangsinspektion

Bei Neukauf werden innerhalb der Eingangsinspektion unter Berücksichtigung der Herstellerhinweise Funktionstüchtigkeit der Röntgenanlage und Vollständigkeit aller Betriebsunterlagen, wie Bedienungssanleitung, Wartungs- und Pflegehinweise sowie sonstige Begleitpapiere überprüft. Erst dann wird die Röntgenanlage dem Krankenhaus übergeben. Gemessene Betriebsdaten sind nach Vergleich mit den Herstellerangaben zu protokollieren.

Die Überprüfung von Geräten nach einer Reparatur beinhaltet die Inspektionsleistungen, die bei einer Hauptinspektion gefordert werden, wobei besonders Erfahrungen berücksichtigt werden sollten, die der hauseigene Röntgentechniker mit dem jeweiligen Gerät gemacht hat. Die Anweisungen der Hersteller bezüglich der Erstinbetriebnahme sind dabei zu beachten. Auch hier darf das Gerät ohne vorherige Sicherheitsprüfung nicht der jeweiligen Fachabteilung übergeben werden.

(34) Überprüfung nach Kauf
Die im Inspektionskonzept aufgeführten Punkte sind bei Neukauf des Gerätes vom hauseigenen Röntgentechniker in Zusammenarbeit mit dem Firmenservice durchzuführen, sofern dies im Einzelfall erforderlich erscheint oder das Gerät speziellen Anforderungen genügen soll. Hierbei ist besonders auf die Vollständigkeit von Geräteunterlagen und der darin angegebenen Leistungsmerkmale zu achten (§ 14 RöV, DIN 6863 und MedGV).

(35) Überprüfung einer Reparatur, Funktionskontrolle gemäß Herstellerangaben
Nach einer Reparatur ist die Ausführung nachzuprüfen und eine dem Gerät entsprechende Funktionskontrolle durchzuführen.

6.5 Prüfgeräte

Ein Großteil der vorgeschlagenen Inspektionen kann ohne spezielle Prüfgeräte durchgeführt werden. Lediglich bei Strahlenschutzüberprüfungen und Qualitätskontrollen sind Meßgeräte erforderlich. Die in folgender Tabelle angegebenen Meßgeräte sollten zu diesem Zweck bereitgehalten werden.

Meßgeräte für Eigenservice Röntgendiagnostik

Prüfgeräte	Ca.-Preise in DM
Präzisionsdosimeter	300,– bis 20.000,–
»kV-Kassette« nach Ardran-Crooks	800,– bis 1.200,–
mAs-Meßgeräte	1.600,– bis 2.200,–
Fokusnahes Fadenkreuz (z. B. Cu-Draht), Eigenbau	*
Kassette mit Leuchtschirm oder andere Aufnahmekassette	200,– bis 300,–
Streuphantom nach DIN 6815	1.500,– bis 2.500,–
Densitometer	2.000,– bis 140.000,–**
Sensitometer	2.000,– bis 3.000,–
Belichtungsmesser	100,– bis 500,–
Röntgendatenanalysator	15.000,– bis 30.000,–
Gesamtbetrag Prüfgeräte	**ca. 23.500,– bis 199.700,–**

* nur Materialwert
** Mikrodensitometer nach dem Graukeil-Vergleichsverfahren

18 gefördert vom Bundesministerium für Forschung und Technologie (BMFT)
19 vgl. auch DIN 6868 zur Qualitätssicherung der Bildgüte röntgendiagnostischer Verfahren
20 Direkte Messungen im Hochspannungsteil mit Spezialstecken und Oszillographie sind nur vom Fachpersonal auszuführen.
21 vgl. Bronder Th., a. a. O.
22 vgl. Fußnote 5 sowie Anhang I

Inspektionskonzept

Einsatzinspektion

Die Einsatzinspektion ist vor jedem Einsatz oder einmal pro Tag durch den Anwender am Einsatzort durchzuführen:

(01) Sichtkontrolle des Gerätezustandes ☐
(02) Kontrolle der Gerätebewegungen ☐
(03) Kontrolle der mechanischen Bremsen ☐
(04) Kontrolle der Vorrichtungen zur Patientenhalterung und Fixierung ☐
(05) Kontrolle der Entwicklungsmaschinen ☐
(06) Kontrolle der Sicherheitseinrichtungen ☐

Betriebsinspektion

Es sollte mindestens eine Betriebsinspektion pro Jahr bzw. in Zusammenhang mit einer Reparatur durch den hauseigenen Servicetechniker durchgeführt werden, wobei die Inspektionsschritte (01) bis (06) einbezogen werden sollten:

Mechanische Überprüfung
(07) Reinigen und Entstauben der Anlage ☐
(08) Kontrolle der Seilführung für den Gegengewichtsausgleich, Sichtkontrolle auf Aufspleißungen ☐
(09) Kontrolle der Befestigung der Tubushalterung ☐
(10) Kontrolle der Halterung und Justierung der Kassette ☐

Überprüfung der elektrischen und elektronischen Funktionselemente
(11) Überprüfung der Not-Aus-Taste auf Funktion ☐
(12) Überprüfung des Fehlerstrom-Schutzschalters ☐
(13) Sichtkontrolle aller Anzeigen und Kontrolllampen ☐
(14) Sichtkontrolle und ggf. Reinigung aller Steckkontakte ☐
(15) Kontrolle der Bewegungsabläufe und Verriegelungen ☐
(16) Überprüfung der elektromechanischen Bremsen ☐

Überprüfung des Generators
(17) Überprüfung des Transformatoröls ☐
(18) Kontrolle des Hochspannungskabels ☐
(19) Kontrolle des Hochspannungsausgangs ☐
(20) Überprüfung der Netzspannung und des Netzangleichs ☐
(21) Überprüfung der primärseitigen Spannung ☐

Strahlenschutzüberprüfung und Qualitätskontrolle
(22) Überprüfung der Dosisleistungsautomatik ☐
(23) "Stand-by"-Geräte laufen lassen ☐

Hauptinspektion

Im Bedarfsfall ist eine Hauptinspektion im Servicelabor durch den hauseigenen Techniker oder Firmenservice durchzuführen; die Hauptinspektion schließt die Inspektionsschritte (01) bis (23) ein:

(24) Messung der Betriebsspannung, kV-Messung ☐
(25) Messung der Ladungsmenge, mAs-Messung ☐
(26) Überprüfung des Anodentellers ☐
(27) Kontrolle der Belichtungsautomatik ☐
(28) Überprüfung der Übereinstimmung von Lichtvisier und Nutzstrahlenbündel ☐
(29) Überprüfung der Flächendosisprodukt-Messung nach § 29 RöV ☐
(30) Kontrolle des geräteseitigen Strahlenschutzes ☐
(31) Überprüfung der Strahlenschutzkleidung nach § 29 RöV (im Interesse des Bedieners durch diesen auch häufiger) ☐
(32) Kontrolle des Aufnahmematerials ☐
(33) Kontrolle der Betrachtungsgeräte ☐

Eingangsinspektion

Die Eingangsinspektion ist durch den hauseigenen Röntgentechniker und den Firmenservice nach Kauf und Reparatur durchzuführen. Sie schließt die Inspektionsschritte (01) bis (33) ein.

Überprüfung nach Kauf
(34) Überprüfung der Vollständigkeit der Geräteunterlagen ☐
(35) Überprüfung einer Reparatur, Funktionskontrolle gemäß Herstellerangaben ☐

Größen und Einheiten in Technik und Medizin

Seit 1978 sind für den geschäftlichen und amtlichen Verkehr einige physikalische Einheiten nicht mehr zugelassen, die unter anderem auch in der Medizintechnik Verwendung fanden. Dafür wurde das sogenannte Internationale Einheitensystem (SI) eingeführt, auf das alle anderen physikalischen Einheiten zurückgeführt werden können.

Folgende Tabelle zeigt die im internationalen Einheitensystem benannten Basisgrößen:

Basisgrößen nach DIN 1301

Basisgröße	Basiseinheit	Zeichen
Länge	Meter	m
Masse	Kilogramm	kg
Zeit	Sekunde	s
elektrische Stromstärke	Ampere	A
Temperatur (thermodynamisch)	Kelvin	K
Lichtstärke	Candela	cd
Stoffmenge	Mol	mol

Jede Grundeinheit und jede abgeleitete Größe kann als dezimales Vielfaches sowie als Teil angegeben werden. Zur Bezeichnung von dezimalen Vielfachen und Teilen der Einheiten werden Vorsätze verwendet, die bei den Kurzzeichen entsprechend abgekürzt sind (Tab. Vorsätze und Vorzeichen):

Nachstehende Tabelle gibt einen systematischen Überblick zur Umrechnung verschiedener Energieeinheiten der Dosimetrie.

Vorsätze und Vorzeichen

dezimales Vielfaches:

Vorsatz	Vorzeichen	Potenz
Tera	T	10^{12}
Giga	G	10^{9}
Mega	M	10^{6}
Kilo	k	10^{3}
Hekto	h	10^{2}
Deka	da	10^{1}

dezimales Teil:

Vorsatz	Vorzeichen	Potenz
Dezi	d	10^{-1}
Zenti	c	10^{-2}
Milli	m	10^{-3}
Mikro	***m***	10^{-6}
Nano	n	10^{-9}
Piko	p	10^{-12}
Femto	f	10^{-15}
Atto	a	10^{-18}

Die Tabelle auf folgender Seite gibt einen Überblick der aus den Basiseinheiten abgeleiteten Größen, wobei die SI-Einheiten um weitere nützliche Angaben der Röntgentechnik ergänzt wurden.

Umrechnungstabelle verschiedener Energieeinheiten

	kWh	eV	kpm*	cal*	erg*	m_ec^2* **	Joule
1 kWh	1	$2{,}25 \times 10^{25}$	$3{,}67 \times 10^{5}$	$8{,}60 \times 10^{13}$	$3{,}60 \times 10^{13}$	$4{,}40 \times 10^{19}$	$3{,}60 \times 10^{6}$
1 eV	$4{,}45 \times 10^{-26}$	1	$1{,}63 \times 10^{-20}$	$3{,}83 \times 10^{-20}$	$1{,}60 \times 10^{-12}$	$1{,}96 \times 10^{-6}$	$1{,}60 \times 10^{-19}$
1 kpm*	$2{,}73 \times 10^{-6}$	$6{,}12 \times 10^{19}$	1	2,34	$9{,}81 \times 10^{7}$	$1{,}20 \times 10^{14}$	9,81
1 cal*	$1{,}16 \times 10^{-6}$	$2{,}61 \times 10^{19}$	$4{,}27 \times 10^{-1}$	1	$4{,}19 \times 10^{7}$	$5{,}11 \times 10^{13}$	4,19
1 erg*	$2{,}78 \times 10^{-14}$	$6{,}24 \times 10^{11}$	$1{,}02 \times 10^{-8}$	$2{,}39 \times 10^{-8}$	1	$1{,}22 \times 10^{6}$	$1{,}00 \times 10^{-7}$
1 m_ec^2* **	$2{,}27 \times 10^{-20}$	$5{,}11 \times 10^{5}$	$8{,}35 \times 10^{-15}$	$1{,}96 \times 10^{-14}$	$4{,}18 \times 10^{-7}$	1	$8{,}18 \times 10^{-14}$
1 joule	$2{,}78 \times 10^{-7}$	$0{,}62 \times 10^{19}$	0,10	$2{,}39 \times 10^{-1}$	$1{,}00 \times 10^{7}$	$1{,}22 \times 10^{13}$	1

* keine gesetzliche Einheit

** m_ec^2 = Energieäquivalent der Elektronenruhemasse m_e

Wichtige SI-Einheiten in der Röntgentechnik

Größe	Formelzeichen	Einheit: Name	Einheit: Zeichen	Beziehung
Kraft	F	Newton	N	$N = kg\ m/s^2$
Impuls	$F \cdot t$, p	Newtonsekunde	Ns	$Ns = kg\ m/s$
Druck	p	Newton durch Quadratmeter; Pascal	N/m^2; Pa	$Pa = N/m^2$ $bar = 10^5\ Pa$
mechanische Spannung	**s**	Newton durch Quadratmeter; Pascal	N/m^2; Pa	$Pa = N/m^2$
Energie, Arbeit, Wärmemenge	E, W	Joule	J	$J = Nm = Ws$ $\quad kWh = 3{,}6\ MJ$ $Ws = kg\ m^2/s^2$ $\quad eV = 1{,}60219 \cdot 10^{-19}\ J$
Auf das Material Übertragene Energie	W_D	Joule	J	1 HU = 0,75 J
elektr. Spannung	U	Volt	V	$V = \frac{W}{A} = \frac{J}{A \cdot s} = \frac{N \cdot m}{A \cdot s} = \frac{kg \cdot m^2}{A \cdot s^3}$
elektr. Stromstärke	***I***	Ampere	A	$A = \frac{J}{V \cdot s} = \frac{N \cdot m}{V \cdot s} = \frac{kg \cdot m^2}{V \cdot s^3}$
elektr. Widerstand	R	Ohm	***V***	$\boldsymbol{V} = \frac{V}{A}$
spezif. Widerstand	***r***	Ohmmeter	***V***m	$\boldsymbol{V}m = 10^2 \boldsymbol{V} \cdot cm = 10^6 \cdot \frac{\boldsymbol{V}mm^2}{m}$
elektr. Stromdichte	s	Ampere pro m^2	A/m^2	$\frac{A}{m^2} = 10^{-4} \cdot \frac{A}{cm^2} = \frac{N}{m \cdot V \cdot s} = \frac{kg}{V \cdot s^3}$
elektr. Leistung	P	Watt	W	$W = A \cdot V = \frac{J}{s} = \frac{Nm}{s}$
Elektrizitätsmenge (Ladung)	Q	Coulomb	C	$C = A \cdot s$
elektr. Kapazität	C	Farad	F	$F = \frac{C}{V} = \frac{A \cdot s}{V} = \frac{s}{\boldsymbol{V}} = \frac{Nm}{V^2} = \frac{kg \cdot m^2}{V^2 \cdot s^2}$
elektr. Selbstinduktivität	L	Henry	H	$H = \frac{V \cdot s}{A} = \frac{J}{A^2} = \frac{Nm}{A^2} = \frac{kg \cdot m^2}{A^2 \cdot s^2}$
Frequenz	f	Hertz	Hz	$Hz = \frac{1}{s}$
Energiedosis	D	Gray	Gy	$J \cdot kg^{-1}$ $1\ Gy = 1\ J \cdot kg^{-1} = 100\ rd$
Energiedosisleistung	D	$\frac{\text{Gray}}{\text{Sekunde}}$	$Gy\ s^{-1}$	$W \cdot kg^{-1} = m^2 \cdot s^{-3}$ $1\ Gy/sec = 1\ W \cdot kg^{-1} = 100\ rd/sec^{-1}$
Ionendosis	J	$\frac{\text{Coulomb}}{\text{Kilogramm}}$	$C\ kg^{-1}$	$C \cdot kg^{-1} = A \cdot sec \cdot kg^{-1}$ $1\ R = 0{,}258\ mC \cdot kg^{-1}$
Ionendosisleistung	j	$\frac{\text{Ampere}}{\text{Kilogramm}}$	$A\ kg^{-1}$	$1\ A \cdot kg^{-1} = 3{,}876\ kR/sec$ $1\ R/sec = 0{,}258\ mA \cdot kg^{-1}$
Flächendosispeodukt	F	$\frac{\text{Coulomb} \cdot \text{Quadratmeter}}{\text{Kilogramm}}$	$C\ kg^{-1}\ m^2$	
Äquivalentdosis	H	$\frac{\text{Joule}}{\text{Kilogramm}}$	$J\ kg^{-1}$	1 rem = 10 mSv = 0,01 J/kg 1 Sv = 100 rem

Rechtsvorschriften und technische Regeln

Atomgesetz und Strahlenschutz

Atomgesetz – AtG
Gesetz über die friedliche Verwendung von Kernenergie und den Schutz gegen ihre Gefahren vom 23.12.1959
BGBl. I, 31.12.1959, S. 814
GVBl.-Bln. Nr. 68, 06.10.1961, S. 1493

Erstes Gesetz zur Änderung und Ergänzung des Atomgesetzes vom 23.04.1963
BGBl. I, 27.04.1963, S. 201
GVBl.-Bln. Nr. 29, 14.05.1963, S. 472

Zweites Gesetz zur Änderung und Ergänzung des Atomgesetzes vom 28.08.1969
BGBl. I, 01.09.1969, S. 1429
GVBl.-Bln. Nr. 84, 13.09.1969, S. 1768

Drittes Gesetz zur Änderung und Ergänzung des Atomgesetzes vom 15.07.1975
BGBl. I, 17.07.1975, S. 1885
GVBl.-Bln., Nr. 61, 05.08.1975, S. 1798

Viertes Gesetz zur Änderung des Atomgesetzes vom 30.08.1976
BGBl. I, 04.09.76, S. 2573
GVBl.-Berlin, Nr. 84, 29.09.1976, S. 2186

Gesetz zur Änderung des Dritten Gesetzes zur Änderung und Ergänzung des Atomgesetzes vom 19.12.1975
BGBl. I, 30.12.1975, S. 3162
GVBl.-Bln., Nr. 5, 20.01.1976, S. 86

- geändert durch: Achtzehntes Strafrechtsänderungsgesetz – Gesetz zur Bekämpfung der Umweltkriminalität – (18. StrÄnd). vom 28.03.1980

Gesetz zur Änderung von Kostenvorschriften des Atomgesetzes vom 20.08.1980
BGBl. I, 28.08.1980, S. 1556
GVBl.-Bln., Nr. 62, 18.09.1980, S. 1939

Röntgenverordnung – RöV
Verordnung über den Schutz vor Schäden durch Röntgenstrahlen vom 01.03.1973
BGBl. I, 09.03.1973, S. 173
GVBl.-Bln. Nr. 89, 31.10.1973 , S. 1798

Bek. des BMJFG und des BMA vom 02.01.1974, Bundesgesundheitsblatt Nr. 10-11/1974 zur Durchführung der RöV
(Mustervordrucke; Erwerb der Fachkunde; Richtlinien für Strahlenschutzprüfungen; Zuständigkeitsregelungen)

2. Bek. von BMJFG und BMA vom 15.03.1974, Bundesgesundheitsblatt Nr. 8-9/1974 zur Durchführung der RöV (Messung der Personendosis; Bewertung der Personendosis; Aufzeichnungen nach § 29 RöV, Anschlußmessungen nach § 13 Abs. 2; Strahlenschutz in Wartungsbetrieben für Fernsehbildwiedergabegeräte; anerkannte Veranstaltungen über den Strahlenschutz vor 1973)

(in Berlin:) AV-RöV: Gemeinsame Ausführungsvorschriften zur RöV vom 12.03.1976
Dbl. IV-26, Nr. 26, 22.04.1976, S. 57-104
Amtsbl. für Berlin, Nr. 17, 31.03.1980, S. 411

Strahlenschutzverordnung – StrlSchV
Verordnungen über den Schutz vor Schäden durch ionisierende Strahlen vom 13.10.1976
BGBl. I, 20.10.1976, S. 2905, 26.01.1977, S. 184, 09.02.1977, S. 269
GVBl.-Berlin Nr. 17, 02.03.1977, S. 486

Erste Verordnung zur Änderung der Strahlenschutzverordnung vom 22.05.1981
BGBl. I, 27.05.1981, S. 445
GVBl.-Berlin Nr. 51, 19.09.1981, S. 1122

Gefahrengutverordnung Straße – GGVS
Verordnung über die Beförderung gefährlicher Güter auf der Straße vom 23.08.1979
BGBl. I, 31.08.1979, S. 1509
GVBl-Berlin Nr. 10, 16.02.1980, S. 410

Verordnung über Ausnahmen von der Verordnung über die Beförderung gefährlicher Güter auf der Straße (Straßen-Gefahrgutausnahmeverordnung) GGVS-AusnV vom 02.10.1979
BGBl. I, 06.10.1979, S. 1609
GVBl.-Bln. Nr. 14, 03.03.1981, S. 348

Bekanntmachung der Neufassung der Gefahrgutverordnung Straße vom 29.06.1983
BGBl. I, 05.07.1983, S. 905
GVBl.-Bln. Nr. 63, 28.12.1983, S. 1638

1. Straßen-Gefahrgut-Änderungs V
Erste Verordnung zur Änderung der Verordnung über die Beförderung gefährlicher Güter auf der Straße vom 20.06.1983
BGBl. I, 05.07.1983, S. 853
GVBl.-Bln. Nr. 63, 28.12.1983, S. 1586

Erste Verordnung zur Änderung der Straßen-Gefahrgutausnahmeverordnung vom 20.09.1983
BGBl. I, 23.09.1983, S. 1184
GVBl.-Bln. Nr. 62, 23.12.1983, S. 1572

Zweite Verordnung zur Änderung der Straßen-Gefahrgutausnahmeverordnung vom 24.05.1984
BGBl. I, 29.05.1984, S. 712
GVBl.-Bln. Nr. 42, 1984, S. 1196

Meß- und Eichwesen

Eichgesetz – EichG
Gesetz über das Meß- und Eichwesen vom 11.07.1969
BGBl. I, 15.07.1969, S. 759
GVBl.-Bln. Nr. 63, 04.08.1969, S. 1074

Gesetz zur Änderung des Eichgesetzes vom 06.07.1973
BGBl. I, 11.07.1973, S. 716
GVGl.-Bln. Nr. 59, 31.07.1973, S. 1057

Zweites Gesetz zur Änderung des Eichgesetzes vom 20.01.1976
BGBl. I, 24.01.1976, S. 141
GVBl.-Bln. Nr. 12, 12.02.1976, S. 242

Neufassung des Eichgesetzes vom 22.02.1985
BGBl. I, 01.03.1985, S. 410
GVBl.-Bln. Nr. 19, 27.03.1985, S. 644

Verordnung über die Eichpflicht von Meßgeräten vom 10.03.1972
BGBl. I, 18.03.1972, S. 436
GVBl.-Bln. Nr. 31, 13.04.1972, S. 621

Zweite Verordnung über die Eichpflicht von Meßgeräten vom 06.08.1975
BGBl. I, 14.08.1975, S. 2161
GVBl.-Bln. Nr. 74, 30.08.1975, S. 2203

Dritte Verordnung über die Eichpflicht von Meßgeräten vom 26.07.1978
BGBl. I, 02.08.1978, S. 1139
GVBl.-Bln. Nr. 60, 24.08.1978, S. 1602

Verordnung zur Änderung der zweiten und dritten Verordnung über die Eichpflicht von Meßgeräten vom 21.12.1979
BGBl. I, 28.12.1979, S. 2347
GVBl.-Bln. Nr. 6, 26.01.1980, S. 269

Eichpflicht-Ausnahmeverordnung
Verordnung über Ausnahmen von der Eichpflicht vom 26.06.1970
BGBl. I, 30.06.1970, S. 960
GVBl.-Bln. Nr. 70, 05.08.1970, S. 1334

Erste Verordnung zur Änderung der Eichpflicht-Ausnahmeverordnung vom 20.12.1971
BGBl. I, 24.12.1971, S. 2057
GVBl.-Bln. Nr. 7, S. 140, 25.01.1972
GVBl.-Bln. Nr. 12, S. 261, 03.02.1972

Zweite Verordnung zur Änderung der Eichpflicht-Ausnahmeverordnung vom 05.07.1973
BGBl. I, 12.07.1973, S. 748
GVBl.-Bln. Nr. 65, 17.08.1973, S. 1207

Dritte Verordnung zur Änderung der Eichpflicht-Ausnahmeverordnung vom 19.12.1974
BGBl. I, 28.12.1974, S. 3703
GVBl.-Bln. Nr. 11, 30.01.1975, S. 412

Vierte Verordnung der Eichpflicht-Ausnahmeverordnung vom 17.12.1976
BGBl. I, 28.12.1976, S. 3701
GVBl.-Bln., Nr. 6, 22.01.1977, S. 164

Bekanntmachung der Neufassung der Verordnung über Ausnahmen von der Eichpflicht vom 22.03.1972
BGBl. I, 05.04.1972, S. 513
GVBl.-Bln. Nr. 35, 27.04.1972, S. 754

Bekanntmachung der Neufassung der Verordnung über Ausnahmen von der Eichpflicht vom 18.12.1976
BGBl. I, 28.12.1976, S. 3704
GVBl.-Bln. Nr. 8, 28.01.1977, S. 227

Verordnung über Ausnahmen von der Eichpflicht vom 15.12.1982
BGBl. I, 18.12.1982, S. 1745
GVBl.-Bln. Nr. 4, 25.01.1983, S. 205

Eichgültigkeitsverordnung
Verordnung über die Gültigkeitsdauer der Eichung vom 18.06.1970
BGBl. I, 24.06.1970, S. 802
GVBl.-Bln. Nr. 71, 06.08.1970, S. 1367

Erste Verordnung zur Änderung der Eichgültigkeitsverordnung vom 12.11.1971
BGBl. I, 19.11.1971, S. 1803
GVBl.-Bln. Nr. 103, 17.12.1971, S. 2112

Zweite Verodnung zur Änderung der Eichgültigkeitsverordnung vom 04.07.1974
BGBl. I, 12.07.1974, S. 1443
GVBl.-Bln. Nr. 68, 05.08.1974, S. 1739

Dritte Verordnung zur Änderung der Eichgültigkeitsverordnung vom 05.08.1976
BGBl. I, 10.08.1976, S. 2062
GVBl.-Bln. Nr. 72, 31.08.1976, S. 1760

Bekanntmachung der Neufassung der Verordnung über die Gültigkeitsdauer der Eichung vom 05.08.1976

BGBl. I, 12.08.1976, S. 2082
GVBl.-Bln. Nr. 75, 09.09.1976, S. 1821

Vierte Verordnung zur Änderung der Eichgültigkeitsverordnung vom 16.06.1983
BGBl. I, 25.06.1983, S. 707
GVBl.-Bln. Nr. 36, 29.07.1983, S. 1030

Einheiten im Meßwesen

Einheitengesetz – EinhG
Gesetz über Einheiten im Meßwesen vom 02.07.1969
BGBl. I, 05.07.1969, S. 709
GVBl.-Bln. Nr. 58, 23.07.1969, S. 951

Gesetz zur Änderung des Gesetzes über Einheiten im Meßwesen vom 06.07.1973
BGBl. I, 11.07.1973, S. 720
GVBl.-Bln. Nr. 59, 31.07.1973, S. 1061
geändert durch:
Einführungsgesetz zum Strafgesetzbuch – EGStGB vom 02.03.1974
BGBl. I, 09.03.1974, S. 469
GVBl.-Bln. Nr. 42, 03.05.1974, S. 874
GVBl.-Bln. Nr. 70, 26.08.1975, S. 2060
GVBl.-Bln. Nr. 25, 24.03.1976, S. 512
GVBl.-Bln. Nr. 61, 25.08.1978, S. 1632

Ausführungsverordnung zum Gesetz über Einheiten im Meßwesen vom 26.06.1970
BGBl. I, 30.06.1970, S. 981
GVBl.-Bln. Nr. 67, 29.07.1970, S. 1290

Verordnung zur Änderung der Ausführungsverordnung zum Gesetz über Einheiten im Meßwesen vom 27.11.1973
BGBl. I, 29.11.1973, S. 1761
GVBl.-Bln. Nr. 3, S. 49, 14.01.1974

Zweite Verordnung zur Änderung der Ausführungsverordnung zum Gesetz über Einheiten im Meßwesen vom 12.12.1977
BGBl. I, 15.12.1977, S. 2537
GVBl.-Bln. Nr. 26, 05.04.1978, S. 927

Dritte Verordnung zur Änderung der Ausführungsverordnung zum Gesetz über Einheiten im Meßwesen vom 08.05.1981
BGBl. I, 20.05.1981, S. 422
GVBl.-Bln. Nr. 1, 14.01.1982, S. 6

Zeitgesetz – ZeitG
Gesetz über die Zeitbestimmung vom 25.07.1978
BGBl. I, 31.07.1978, S. 1110
GVBl.-Bln. Nr. 57, 08.08.1978, S. 1555

Technische Sicherheit

Gesetz über technische Arbeitsmittel vom 24.06.1968
BGBl. I, 28.06.1968, S. 717
GVBl.-Bln. Nr. 45, 27.07.1968, S. 922

Gerätesicherheitsgesetz – GSG
Gesetz zur Änderung des Gesetzes über technische Arbeitsmittel und der Gewerbeordnung vom 13.08.1979
BGBl. I, 17.08.79, S. 1432
GVBl.-Bln., Nr. 57, 29.08.79, S. 1544

geändert durch: Bundesberggesetz – BBergG vom 13.08.1980
BGBl. I, 20.08.1980, S. 1310
GVBl.-Bln. Nr. 57, 06.09.1980, S. 1648

Medizingeräteverordnung – MedGV
Verordnung über die Sicherheit mediznisch-technischer Geräte vom 14.01.1985
BGBl. I, 19.01.1985, S. 93
GVBl.-Bln. Nr. 10, 20.02.1985, S. 341

Erste Verordnung zum Gesetz über technische Arbeitsmittel vom 11.06.1979
BGBl. I, 13.06.1979, S. 629
GVBl.-Bln. Nr. 37, 30.06.1979, S. 887

Zweite Verordnung zum Gerätesicherheitsgesetz vom 26.11.1980 VOGSG
BGBl. I, 06.12.1980, S. 2195
GVBl.-Bln. Nr. 1, 09.01.1981, S. 3

Gerätesicherheits-Prüfstellenverordnung – GS PrüfV
Verordnung über Prüfstellen nach dem Gerätesicherheitsgesetz vom 02.01.1980
BGBl. I, 04.01.1980, S. 1
GVBl.-Bln. Nr. 9, 09.02.1980, S. 387

Erste Verordnung zur Änderung der Verordnung über Prüfstellen nach dem Gerätesicherheitsgesetz vom 30.10.1981
BGBl. I, 04.11.1981, S. 1172
GVBl.-Bln. Nr. 62, 02.12.1981, S. 1442

Bekanntmachung der Neufassung der Verordnung über Prüfstellen nach dem Gerätesicherheitsgesetz vom 30.10.1981
BGBl. I, 04.11.1981, S. 1172
GVBl.-Bln., Nr. 63, 08.12.1981, S. 1461

DIN- und VDE-Vorschriften

DIN-VDE-Nr.	Ausgabe	Teil	Titel
0100	**05.73**		**Bestimmungen für das Errichten von Starkstromanlagen mit Nennspannungen bis 1000 V**
0106			**Schutz gegen elektrischen Schlag**
	05.82	1	Klassifizierung von elektrischen und elektronischen Betriebsmitteln
0107			**Einrichten und Prüfen von elektrischen Anlagen in medizinisch genutzten Räumen**
	11.82		Änderung 1
	05.82		Änderung 2
0750			**Bestimmung für elektromedizinische Geräte**
	06.77	1	Allgemeine Festlegung
	*04.81**	1	Allgemeine Festlegung Änderung 3
	04.80	2	Besondere Festlegung
VDE 0750			**Bestimmung für elektromedizinische Geräte**
	08.70	2	Besondere Festlegungen
	07.73	2a	Änderung zu VDE 750 T2
	04.74	2b	Änderung zu VDE 750 T2
	76	2d	Änderung zu VDE 750 T2
DIN IEC 601			**Sicherheit elektromedizinischer Geräte**
VDE 0750	05.82	1	Allgemeine Festlegungen
DIN IEC 62 B			**Bestimmungen für elektromedizinische Geräte**
(CO) 50	*06.83*	21	Röntgengeneratoren von diagnostischen Röntgenstrahlungserzeugern; Besondere Festlegungen für die Sicherheit
VDE 0750			
	11.84	21 A1	Röntgengeneratoren von diagnostischen Röntgenstrahlungserzeugern; Besondere Festlegungen für die Sicherheit
VDE 0752 **IEC 513**	**05.83**		**Grundsätzliche Aspekte der Sicherheitsphilosophie über elektrische Einrichtungen in medizinischer Anwendung**

* Die Ausgabedaten von Entwürfen werden kursiv angegeben.

tkb DIN- und VDE-Vorschriften

DIN-Nr.	Ausgabe	Teil	Titel
4512			**Photographische Sensitometrie**
	04.71	1	Bestimmung der Lichtempfindlichkeit von Schwarzweiß-Negativmaterial für bildmäßige Aufnahmen
	01.73	3	Bestimmung der optischen Dichte von durchlässigen streuenden Schichten
	06.77	4	Bestimmung der Lichtempfindlichkeit von Farb-Umkehrfilmen für Tageslicht
	10.77	5	Bestimmung der Lichtempfindlichkeit von Farb-Negativfilmen
	07.80	6	Sensitometrische Lichtarten und Lichtquellen
	11.84	6	Sensitometrische Lichtarten und Lichtquellen
5031	11.82		**Strahlungsphysik im optischen Bereich und Lichttechnik; Inhaltsverzeichnis über Größen, Formelzeichen und Einheiten sowie Stichwortverzeichnis zu DIN 5031 T 1-10**
	03.82	1	Größen, Formelzeichen und Einheiten der Strahlungsphysik
	03.82	2	Strahlungsbewertung durch Empfänger
	03.82	3	Größen, Formelzeichen und Einheiten der Lichttechnik
	03.82	4	Wirkungsgrade
	03.82	5	Temperaturbegriffe
	03.82	6	Pupillen-Lichtstärke als Maß für die Netzhautbeleuchtung
	01.84	7	Benennungen der Wellenlängenbereiche
	03.82	8	Strahlungsphysikalische Begriffe und Konstanten
	03.82	9	Lumineszenz-Begriffe
5032			**Lichtmessung; Photometer**
	02.83	6	Eigenschaften und deren Kennzeichnung
	03.83	7	Klasseneinteilung von Beleuchtungsstärke- und Leuchtdichtemeßgeräten
	12.84	8	Datenblatt für Beleuchtungsstärkemeßgeräte
6800			**Dosismeßverfahren in der radiologischen Technik**
	06.80	1	Allgemeines zur Dosimetrie von Photonen- und Elektronenstrahlung nach der Sondenmethode
	06.80	2	Ionisationsdosimetrie
	06.80	3	Eisensulfatdosimetrie
	06.80	4	Filmdosimetrie
	06.80	5	Themolumineszenz-Dosimetrie
	06.80	6	Photolumineszenz-Dosimetrie
6811	01.72		**Medizinische Röntgeneinrichtung bis 300 kV; Strahlenschutzregeln für die Herstellung**
6812	05.85		**Medizinische Röntgenanlagen bis 300 kV; Strahlenschutzregeln für die Einrichtung**
6813	07.80		**Strahlenschutzzubehör bei medizinischer Anwendung von Röntgenstrahlen bis 300 kV; Regeln für die Herstellung und Benutzung**

DIN- und VDE-Vorschriften

DIN-Nr.	Ausgabe	Teil	Titel
6814			**Begriffe und Benennungen in der radiologischen Technik**
	09.80	1	Anwendungsgebiete
	01.80	2	Strahlenphysik
	06.72	3	Dosisgrößen und Dosiseinheiten
	11.83	3	Dosisgrößen und Dosiseinheiten
	03.80	4	Radioaktivität
	11.83	5	Strahlenschutz
	10.63	6	Technische Mittel zur Erzeugung von Röntgen- und Elektronenstrahlung
	04.64	7	Technische Mittel zur medizinischen Anwendung von Röntgen- und Elektronenstrahlung
	04.83	8	Strahlentherapie
	10.72	9	Radioskopie und Radiographie
	10.77	12	Elektronische Datenverarbeitung in der Dosimetrie
	08.78	13	Kollimatoren und Abschirmungen für nuklearmedizinische Meßgeräte
	08.81	14	Abbildende Systeme
	05.77	90	Radioskopie und Radiographie; Röntgentomographie
	09.82	91	Radioskopie und Radiographie, Röntgentomographie
6815			**Strahlenschutzprüfungen in medizinischen Röntgenbetrieben**
	09.78	2	Regeln für die Prüfung des Strahlenschutzes nach Errichtung medizinischer Röntgenanlagen bis 300 kV
6816	**05.84**		**Filmdosimetrie nach dem filteranalytischen Verfahren zur Strahlenschutzüberwachung**
6818			**Strahlenschutzdosimeter**
	12.76	1	Allgemeine Regeln
	03.79	2	Direkt ablesbare Ionisationskammer-Stabdosimeter für Gamma- und Röntgenstrahlung
	03.79	3	Nicht direkt ablesbare Ionisationskammer-Stabdosimeter für Gamma- und Röntgenstrahlen
	11.79	4	Tragbare Ionisationskammer-Dosimeter für Gamma- und Röntgenstrahlung
	03.79	5	Zählrohr-Dosisleistungsmesser für Gamma- und Röntgenstrahlen
6819	**01.84**		**Meßgeräte zur Bestimmung des Flächendosisproduktes in der Röntgendiagnostik; Regeln für die Herstellung**
6822	**10.73**		**Röntgen-Diagnostik-Transformator-Generatoren, Kennzeichnung der Kurzzeit-Nennleistung**
6823			**Röntgenstrahler für medizinische Zwecke**
	07.83	1	Ermittlung der Brennfleckabmessungen von Diagnostikstrahlern mit der Lochkamera

DIN- und VDE-Vorschriften

DIN-Nr.	Ausgabe	Teil	Titel
6823			**Röntgenstrahler für medizinische Zwecke**
	07.83	2	Ermittlung der Brennfleckabmessungen von Diagnostikstrahlern mit der Spaltkamera
	07.83	3	Ermittlung der Modulationübertragungsfunktion der Intensitätsverteilung im optischen Brennfleck
6824			**Röntgendiagnostik-Speichergeneratoren**
	09.78	1	Fahrbare Kondensatorgeneratoren
6825			**Röntgen-Bildverstärker**
	10.72	1	Bestimmung des Konversionsfaktors von elektronenoptischen Röntgen-Bildverstärkern und Röntgen-Bildverstärkerröhren
	07.76	2	Eingangsdurchmesser von elektronenoptischen Röntgen-Bildverstärkern mit Röntgen-Bildverstärkerröhren
	07.76	3	Bestimmung der Leuchtdichteverteilung von elektronenoptischen Röntgen-Bilderverstärkern und Röntgen-Bildverstärkerröhren
	09.78	4	Bestimmung der Verzeichnung von elektronenoptischen Röntgen-Bildverstärkern und Röntgen-Bildverstärkerröhren
	10.83	5	Ermittlung der Modulationsübertragungsfunktion von elektronenoptischen Röntgen-Bildverstärkern und Röntgen-Bildverstärkerröhren
6826	**09.80**		**Röntgen-Streustrahlenraster; Kenngrößen**
	10.84		Kenngrößen von Rastern für Mammographie und Weichstrahltechnik
6828	**10.84**		**Mechanische Sicherheit von Anlagen zur medizinischen Anwendung ionisierender Strahlung**
	04.73	1	Regeln für die Herstellung von Einrichtungen
	04.73	2	Regeln für die Errichtung von Anlagen
6830			**Röntgenfilme zur Verwendung mit Fluoreszenz-Verstärkungsfolien in der medizinischen Diagnostik**
	12.75	1	Sensitometrische Darstellung der Fluoreszenzstrahlung von Calcium-Wolframat-Verstärkungsfolien
	09.78	2	Bestimmung der Empfindlichkeit des mittleren Gradienten und des Schleiers
6831			**Filme und Verstärkungsfolien für medizinische Röntgenaufnahmen**
	10.84	1	Maße und Anforderungen an Blattfilme
	10.84	2	Maße und Anforderungen an Verstärkungsfolien
6832			**Kassetten für medizinische Röntgenaufnahmen**
	03.79	1	Maße und Anforderungen
	07.80	2	Prüfung der Lichtdichtheit und Anpressung

DIN- und VDE-Vorschriften

DIN-Nr.	Ausgabe	Teil	Titel
6834			**Strahlenschutztüren für medizinisch genutzte Räume**
	09.73	1	Anforderungen
	09.73	2	Drehflügeltüren, einflügelig mit Richtzarge-Maße
	09.73	3	Drehflügeltüren, zweiflügelig mit Richtzarge-Maße
	09.73	4	Schiebetüren, einflügelig – Maße
	09.73	5	Schiebetüren, zweiflügelig – Maße
6836	04.63		Röntgenstrahler; Halterungen für medizinische Röntgenstrahlen-Anwendungsgeräte, Anschlußmaße
6838			**Medizinische Röntgen-Technik; Hochspannungssteckverbindung**
	02.77	1	Maße, Anschlüsse und Kennzeichnung für dreipolige Ausführung
	08.78	2	Maße, Anschlüsse und Kennzeichnung für vierpolige Ausführung
6839	**09.77**		**Radiologische Technik; Bildzeichen; Übersicht**
6841	**05.79**		**Röntgen Strahlenschutz; Bleiglasscheiben**
6860			**Filmverarbeitung in der Radiologie**
	07.76	1	Doppelseitig begossene Filme für medizinische Röntgendiagnostik
	04.84	1	Doppelseitig begossene Filme für medizinische Röntgendiagnostik
6863			**Röntgenröhren und Röntgenröhren-Schutzgehäuse für medizinische Diagnostik**
	08.81	1	Elektrische, thermische und Belastungs-Kennwerte von Drehanoden-Röntgenröhren und von Röntgenstrahlern mit Drehanoden-Röntgenröhren
	08.81	2	Eigenfilterwert eines Röntgenstrahlers
	08.81	3	Kennzeichnung und Begleitpapiere
6867			**Bildregistrierendes System bestehend aus Röntgenfilm, Verstärkungsfolien und Kassetten zur Verwendung in der medizinischen Röntgendiagnostik**
	04.85	1	Bestimmung des mittleren Gradienten
6868			**Sicherung der Bildqualität in röntgendiagnostischen Betrieben**
	02.85	1	Allgemeines
	02.85	2	Filmverarbeitung, Konstanzprüfung der visuellen optischen Dichte
	02.84	3	Konstanzprüfung bei Direktradiographie
	02.85	4	Konstanzprüfung bei Durchleuchtung und Aufnahmen vom Ausgangsschirm des Röntgenbildverstärkers
6872			**Strahlenqualitäten für Messungen in der radiologischen Technik**
	11.83	1	Patientendurchlaß-Strahlung ohne Streustrahlenanteil in der Röntgendiagnostik

Anforderungsprofil*

Anwendungsklasse II

Aufnahmen des Skeletts, Nativaufnahmen des Bauchraumes, Aufnahmen des Harnapparates, Aufnahmen zur Lymphographie, Aufnahmen der Thoraxorgane bei Kindern bis zum sechsten Lebensjahr

Mindestausstattung

- 30 kW bei 100 kV am Sechs- oder Zwölfpuls-Generator oder äquivalente Welligkeit mit einer der Kurzzeitnennleistung des Generators entsprechenden Drehanodenröhre
- Brennfleck <2 mm Kantenlänge

Mindestanforderungen

- Belichtungsautomatik und Möglichkeit zur freien Wahl der Aufnahmedaten für Spezialeinstellungen
- Einrichtung zur Begrenzung des Nutzstrahlenbündels und zur Voranzeige des dem Untersuchungszweck angepaßten Strahleneintrittsfeldes
- Rasteraufnahmeeinrichtungen mit Streustrahlenlaufraster (bei mindestens 60 Linien/cm – bzw. 40 Linien/cm für Wirbelsäulenganzaufnahmen – genügt ein feststehendes Streustrahlenraster)
- Mindest-FFA 1 m , bei Thoraxorganen 1,5 m
- Aufnahmemöglichkeit im Stehen für Röntgenaufnahmen des Harnapparates

Anwendungsklasse III

Gesamte Röntgendiagnostik, ausgenommen arteriell-angiographische Röntenaufnahmen, Venographie des Körperstammes und Mammographie

Mindestausstattung

- 30 kW bei 100 kV am Sechs- oder Zwölfpuls-Generator oder äquivalente Welligkeit mit einer der Kurzzeitnennleistung des Generators entsprechenden Drehanodenröhre
- Brennfleck <2 mm Kantenlänge
- Einrichtung zur Röntgen-FS-Durchleuchtung mit automatischer Dosisleistungsregelung
- Caesiumjodid-Eingangsschirm und Auflösung von mindestens 2 Lp/mm über das gesamte Bildformat bei Aufzeichnungen vom Ausgangsschirm des RBV

Mindestanforderungen

- Belichtungsautomatik und Möglichkeit zur freien Wahl der Aufnahmedaten für Spezialeinstellungen
- Einrichtung zur Begrenzung des Nutzstrahlenbündels und zur Voranzeige des dem Untersuchungszweck angepaßten Strahleneintrittsfeldes
- Rasteraufnahmeeinrichtungen mit Streustrahlenlaufraster (bei mindestens 60 Linien/cm – bzw. 40 Linien/cm für Wirbelsäulenganzaufnahmen – genügt ein feststehendes Streustrahlenraster)
- Mindest-FFA von 1 m, bei Thoraxorganen 1,5 m
- stufenlose Umlegbarkeit des Durchleuchtungsgerätes bis zur Kopftieflage bei Untersuchungen des Verdauungstraktes
- Zielaufnahmegerät oder BV-Aufnahmesystem mit automatischer Umschaltung der Betriebsdaten der Röntgenröhre von der Durchleuchtung zur Aufnahme

Anwendungsklasse IV

Gesamte Röntgendiagnostik, ausgenommen Mammographie

Mindestausstattung

- 50 kW bei 100 kV am Sechs- oder Zwölfpuls-Generator oder äquivalente Welligkeit mit einer der Kurzzeitnennleistung des Generators entsprechenden Drehanodenröhre
- Brennfleck <1,5 mm Kantenlänge
- volle Ausnutzung der Generatornennleistung bei Zweiebenen-Simulatan-Serienangiographie auf beiden Röhren
- Einrichtung zur Anfertigung von Aufnahmen in zwei Ebenen bei demselben Kontrastmitteldurchfluß für cerebrale Angiographien
- Einrichtung zur Röntgen-FS-Durchleuchtung mit automatischer Dosisleistungsregelung
- Caesiumjodid-Eingangsschirm und Auflösung von mindestens 2 Lp/mm über das gesamte Bildformat bei Aufzeichnungen von Ausgangsschirmen des RBV

Mindestanforderungen

- Belichtungsautomatik und Möglichkeit zur freien Wahl der Aufnahmedaten für Spezialeinstellungen
- Einrichtung zur Begrenzung des Nutzstrahlenbündels
- Voranzeige des dem Untersuchungszweck angepaßten Strahleneintrittsfeldes
- Rasteraufnahmeeinrichtungen mit Streustrahlenlaufraster (bei mindestens 60 Linien/cm – bzw. 40 Linien/cm für Wirbelsäulenganzaufnahmen – genügt ein feststehendes Streustrahlenraster
- Mindest-FFA 1 m, bei Thoraxorganen 1,5 m
- stufenlose Umlegbarkeit bis zur Kopftieflage bei Verdauungstraktaufnahmen
- Zielaufnahmegerät oder BV-Aufnahmesystem mit au-

Anforderungsprofil*

tomatischer Umschaltung von der Durchleuchtung zur Aufnahme
- automatischer Film- oder Kassettenwechsler oder BV-Aufnahmesystem für Serienaufnahmen bzw. Kinematographie-Einrichtung

Anwendungsklasse VII

Mammographie

Mindestausstattung
- 1 kW bei 30 kV
- Kantenlänge des Brennflecks höchstens 1/500 x FFA
- Spannung mindestens von 25 bis 35 kV regelbar

Mindestanforderungen
- Belichtungsautomatik und freie Wahl der Aufnahmedaten für Spezialeinstellungen
- Spezialtubus zur Mammographie mit exzentrischer Begrenzung des Nutzstrahlenbündels
- Gesamtfilterung <1 mm AlGW
- Streustrahlenraster bei Verwendung von Film-Folien-Kombinationen

* gemäß den Richtlinien der Kassenärztlichen Bundesvereinigung vom 10.12.1983; vgl. Fachverband Elektromedizinische und Strahlentechnische Geräte (Hrsg.), a. a. O.

Literaturverzeichnis

Literaturverzeichnis

Angerstein, W., Gursky; S., u. a. (Hrsg.): Grundlagen der Strahlenphysik und radiologischen Technik in der Medizin; 3. Auflage, Leipzig 1982.

Angerstein; W. (Hrsg.): Lexikon der radiologischen Technik in der Medizin; 3. Auflage, Stuttgart 1979.

Bohndorf, K.; Pohlenz, O.: Polyphos 500: erste klinische Erfahrungen mit einem 50-kW-Multipuls-Generator; in: Electromedica 4/82; S. 113 -116.

Braun; H.; Kossel, F. u. a. (Hrsg.): Information über die Röntgenverordnung; Strahlenschutz in Forschung und Praxis Bd. XIV; Stuttgart 1974.

Breitlig, G.; Noske, E. u. a.: Polyphos 300–ein Mittelfrequenzgenerator; in: Electromedica 2/81; S. 113–116.

Bronder, Th.; Jakschik, J. u. a.: Vorschlag für die Zustandsprüfung an Röntgenaufnahmeeinrichtungen im Rahmen der Qualitätssicherung in der Röntgendiagnostik; PTB-Bericht MM–3, DGMP-Bericht Nr.3; Hrsg.: Physikalisch-Technische Bundesanstalt, Institut Berlin Medizinische Meßtechnik u. a.; Berlin 1985.

Bundesgesundheitsamt Berlin (Hrsg.): Empfehlungen zu Röntgenuntersuchungen; in: Münchener Ärztliche Anzeigen; 1979; S. 13 ff.

Bundesgesundheitsamt Berlin (Hrsg.): Schutz gegen ionisierende Strahlung aus äußeren Quellen; Daten zum Schutz gegen ionisierende Strahlung aus äußeren Quellen; Veröffentlichungen der Internationalen Strahlenschutzkommission; ICRP Heft 15 und 21; Stuttgart 1976.

Bundesgesundheitsamt Berlin (Hrsg.): Strahlenschutz; Schutz des Patienten in der Röntgendiagnostik; in: Veröffentlichungen der Internationalen Strahlenschutzkommission; ICRP Heft 16; Stuttgart 1974.

Fachverband Elektromedizinische und Strahlentechnische Geräte (Hrsg.): Listen A und B der Röntgeneinrichtungen, Stand: 1.Juli 1984; Aufgestellt nach den Richtlinien der Kassenärztlichen Bundesvereinigung vom 10. Dezember 1983; Zentralverband der Elektrotechnischen Industrie e.V.; Frankfurt/Main 1984.

Felix, R.; Ramm, B.: Das Röntgenbild; 2. Auflage, Stuttgart 1982.

Gajewski, H.; Frommhold, W. u. a. (Hrsg.): Medizinische Röntgentechnik für Unterricht und Praxis Bd. I; Physikalische und technische Grundlagen; 4. Auflage, Stuttgart 1979.

Hoxter; E. A.: Röntgenaufnahmetechnik; Grundlagen, Anwendungen; 13. Auflage, Berlin, München 1982.

Jötten, G.; Possel, G. u. a.: Maximus TM 100–Der Generator mit schneller Dosisleistungsregelung; Röntgenstrahlen 44/80; S. 24–27.

Krause, R. A.; Wolf, M.: Fahrbare und fest installierte (chirurgische) Röntgen-Durchleuchtungsgeräte; Anforderungen, Angebot, Wirtschaftlichkeit, Technik; Medizintechnik im Krankenhaus Bd. 8; Hrsg.: Motzkus, B. u. a.; Köln, Berlin 1983.

Krause, R.; Maßwig, I. u. a.: Fahrbare Röntgen-Aufnahmegeräte; Medizintechnik in Krankenhaus und Praxis Bd. 2; Hrsg.: Motzkus, B. u. a.; Berlin, New York 1984; S. 47.

Krestel, E.: Bildgebende Systeme für die medizinische Diagnostik; Berlin, München 1980.

Laubenberger, T.: Leitfaden der medizinischen Röntgentechnik; Köln 1980.

Maurer, H-J.; Zieler, E. (Hrsg.): Physik der bildgebenden Verfahren in der Medizin; Berlin, New York 1984.

Motzkus, B.; Wolf, M. u. a. (Hrsg.): Medizintechnik im Krankenhaus Bd. 1; Allgemeiner Überblick; 2. Auflage, Köln, Berlin 1981.

Poppe, H.: Technik der Röntgendiagnostik; Stuttgart 1961.

Saure, D.; Possel, G.: Maximus CM–die neue microprocessorgesteuerte Generatorreihe; Röntgenstrahlen 44/79; S. 20–25.

Spiegler, G.: Physikalische Grundlagen der Röntgendiagnostik; Stuttgart 1957.

Stender, H. St; Katalog diagnostischer Qualitätskriterien und aufnahmetechnische Hinweise für Röntgenuntersuchungen; in: informationen 1/85; Hrsg.: Deutsche Röntgengesellschaft u. a.; München 1985.

Vieten, H.; Diethelm, L. u. a. (Hrsg.): Handbuch der medizinischen Radiologie Bd. I/1; Physikalische Grundlagen und Technik; Berlin, New York 1968.

Vieten, H.; Diethelm, L. u. a. (Hrsg.): Handbuch der medizinischen Radiologie Bd. I/2; Physikalische Grundlagen und Technik; Berlin, New York 1965.

Wachsmann; F., Drechsler; G., Kurven und Tabellen für die Radiologie; 2. Auflage, Berlin, New York 1976.

Anbieterverzeichnis

Fabrikat	Anbieter	Gerätetyp	Markt Seite:	Beschr. Seite:	Daten Seite:
CGR	CGR Koch & Sterzel	CPG 20	24	*	94 f.
	GmbH & Co.	CPG 30	24	*	94 f.
	Postfach 102 152	Exponent 501 ST	9	25	64 f.
	4300 Essen 1	Exponent 801 ST	14	25	74 f.
	Tel.: (0201) 20 181	Exponent 1001 ST	21	25	88 f.
		Masix 50	12	*	70 f.
	in Berlin:	Masix 80	17	*	80 f.
	CGR Koch & Sterzel	Masix 100	21	*	88 f.
	GmbH & Co.	Phasix 60	12	*	70 f.
	Kurfürstenstr. 84	Process 500 ST	10	25	66 f.
	Tel.: (030) 2 622 057	Process 800 ST	16	25	78 f.
		Process 1000 ST	19	25	84 f.
C.H.F. Müller	C.H.F. Müller	Maximus CM 80	16	26	78 f.
	Unternehmensbereich der	Maximus CM 100	20	26	86 f.
	Philips GmbH	Maximus CM 120	22	26	90 f.
	Medizintechnische Systeme	Maximus TM 100	20	27	86 f.
	Postfach 104 640	Medio CM 30	6	27 f.	58 f.
	Alexanderstraße 1	Medio CM 50	10	27 f.	66 f.
	2000 Hamburg 1	Medio CM 80	15	27 f.	76 f.
	Tel.: (040) 591 961	Medio CM 100	19	27 f.	84 f.
		Medio 30 CP	6	28 f.	58 f.
	in Berlin:	Medio 50 CP	9	28 f.	64 f.
	C.H.F. Müller	Medio 80 CP	15	28 f.	76 f.
	Unternehmensbereich der	Optimus M 200	24	29	94 f.
	Philips GmbH	Super CM 50	11	30	68 f.
	Martin-Luther-Straße 3	Super CM 80	16	30	78 f.
	1000 Berlin 30	Super CM 100	20	30	86 f.
	Tel.: (030) 2106 – 201	Super 50 CP	11	30 f.	68 f.
		Super 80 CP	15	30 f.	76 f.
		Super 702	12	31	70 f.
Elscint	Elscint GmbH 125	ESP 60	18	32	82 f.
	Ostring 3	ESP 100	22	32	90 f.
	6200 Wiesbaden	ESP 125	22	32	90 f.
	Tel.: (06122) 7070	Taurus LS 75	13	32 f.	72 f.
		Taurus LS 85	13	32 f.	72 f.
		Taurus LS 125	18	32 f.	82 f.
General Electric	General Electric	MPX 80	17	33	80 f.
	Medical Systems Abteilung	MPX 100	21	33	88 f.
	Germany	MPX 125	22	33	90 f.
	Praunheimer Landstraße 50	MSX 50	11	33 f.	68 f.
	Postfach 2963	MSX 80	17	33 f.	80 f.
	6000 Frankfurt/Main	MSX 100	21	33 f.	88 f.
	Tel.: (0611) 76 071	MSX 125	23	33 f.	92 f.

Anbieterverzeichnis

Fabrikat	Anbieter	Gerätetyp	Markt Seite:	Beschr. Seite:	Daten Seite:
Fritz Hofmann	Fritz Hofmann GmbH	Selector 30	6	34	58 f.
	Hofmannstr. 30	Selector 50 E	8	34 f.	62 f.
	8520 Erlangen	Selector 50/125	8	34 f.	62 f.
	Tel.: (09 131) 21 021	Selector 50/150	9	34 f.	64 f.
		Selector 80/150	14	36	74 f.
	in Berlin:	Selector 80/150 T	14	35	74 f.
	Heinz Böhm GmbH	Selector 100/150 T	18	35	82 f.
	Röntgen- und Elektro-	SR 400 E	6	36	58 f.
	medizin	SR 450 E	7	36	60 f.
	Keithstr. 9	SR 452	8	36	62 f.
	1000 Berlin 30				
	Tel.: (030) 2 138 041/47				
Picker	Picker International GmbH	Anatomatic 40	7	37	60 f.
	Postfach 1229	Anatomatic 50	8	38	62 f.
	4992 Espelkamp	Anatomatic 50 R/F	9	37	64 f.
	Tel.: (05 772) 561-0	Transix 800 S	14	38 f.	74 f.
		Transix 1000 S	17	39	80 f.
	in Berlin:	Vector 70	13	39	72 f.
	Picker International GmbH	Vector 80	15	40	76 f.
	Kantstr. 162	Vector 100	19	40	84 f.
	1000 Berlin 12	Vector 100 I	18	40 f.	82 f.
	Tel.: (030) 8 818 926				
Römed	Rö-Med	EDR – 750/B	12	41	70 f.
	Vertriebsgesellschaft für				
	Röntgen- und Medizintechnik				
	Hebelstr. 10				
	6900 Heidelberg				
	Tel.: (06 221) 10 001				
Siemens	Siemens AG	Gigantos 1012 MP	19	42	84 f.
	Bereich Medizin.Technik	Pandoros 1200 A	24	42 f.	94 f.
	Postfach 3260	Polydoros 50	11	43 f.	68 f.
	8520 Erlangen	Polydoros 80	16	43 f.	78 f.
	Tel.: (09 131) 84-1	Polydoros 100	20	43 f.	86 f.
		Polyphos 30	7	44	60 f.
	in Berlin:	Polyphos 30 M	7	45	60 f.
	Siemens AG	Polyphos 50	10	45 f.	66 f.
	Geschäftsstelle für	Tridoros 512 MP	10	46	66 f.
	Medizinische Technik	Tridoros 712 MP	13	46	72 f.
	Postfach 110 560				
	1000 Berlin 30				
	Tel.: (030) 3939-1				

* Eine Gerätebeschreibung lag bei Redaktionsschluß nicht vor.

tkb Informationsdienst

Die in diesem Band vom Technischen Krankenhausservice- und Beratungsinstitut erarbeiteten Entscheidungshilfen sollen einen Dialog zwischen allen am Entscheidungsprozeß Beteiligten ermöglichen. Sie bedürfen naturgemäß einer ständigen Fortschreibung und Aktualisierung, um laufende Änderungen des Marktangebots aufzugreifen und Erfahrungen des praktischen Einsatzes der vorgestellten medizintechnischen Geräte zu berücksichtigen. Nur auf diese Weise läßt sich garantieren, daß die Schriftenreihe „Medizintechnik in Krankenhaus und Praxis" zielgerechte und praxisnahe Informationen für Planung und Betrieb medizintechnischer Geräte bietet; infolgedessen ist zu gegebener Zeit eine Neuauflage dieses Berichts erforderlich.

Daher sind wir dankbar, wenn wir in unserer Arbeit durch Ergänzungen und Anregungen unterstützt werden. Bitte senden Sie hierzu unter genauer Angabe Ihrer Adresse das ausgefüllte Formblatt an unten vorgedruckte Anschrift oder rufen Sie uns an (Telefon: 030/26006-552).

- ✂

Aktuelle Informationen zum derzeitigen Marktangebot: ____________________

____

____

Wunsch nach Veröffentlichungen über: ____________________

____

____

Fragen und Anregungen zu Band 4: ____________________

____

____

tkb
Technisches Krankenhausservice- und Beratungsinstitut
Facheinheit der GSD mbH
Stauffenbergstr. 11-13
D-1000 Berlin 30

Name: ____________________

Krankenhaus: ____________________

Abt./Station: ____________________

Adresse: ____________________

____

Telefon: ____________________

FSC
www.fsc.org
MIX
Papier | Fördert gute Waldnutzung
FSC® C083411

Zeitfracht Medien GmbH
Ferdinand-Jühlke-Straße 7
99095 Erfurt, Deutschland
produktsicherheit@kolibri360.de